人工知能時代の
医療と医学教育

編著者 高橋優三
岐阜大学名誉教授
兵庫医科大学客員教授

人工知能が技術を変え、社会を変え、医療を変え、その余波の破壊力は大きく、医師は新たな道を模索

ビッグデータの収集
IoTで患者のあらゆる情報が、リアルタイムで大規模に収集される。

膨大なデータが蓄積できる
その膨大なデータはクラウドの利用で蓄積され、利用される。

AIはシステムとして進化する
従来は①情報の入力や収集、②情報蓄積、③情報処理の人工知能（AI）、④結果の出力装置、この4者が別個に進化してきたが、一体型システムとして有機性を高め、指数関数的な進化を遂げる。

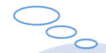 参照:序-2章

電子カルテの威力
カルテの役割は医療の記録であり、紙が媒体として用いられてきた。電子情報の方が共有性や再利用性に優れているため電子カルテが導入されたが、もはやカルテと呼ぶのがふさわしくないほど進化を遂げる。医療情報の出入り口だけでなく、治療の全知全能神との相談の窓口になる。

参照:I-1章

ベテラン医を上回る全知全能の神
電子カルテで膨大な良質データが生成され、診断⇔結果のサイクルから生まれた経験知が蓄積され、次の患者に再利用される。この積み重ねでAIは純粋医科学的な判断や患者の予後予測においては、どんなベテラン医も勝てない、つまり全知全能的なレベルに達する。

第4次産業革命が進行する
日常の物品や機械に埋め込んだ端末チップから情報を集め（IoT）、これをAIが、例えば①従来の国宝級の職人の技②会社の経営判断などを覚え、瞬時に完璧に処理し、ベストの製品（サービス）をベストのタイミングで効率的に作り出す。つまり、人間の単純労働が機械に置き換わる、という段階を通り越して、産業活動のほとんど、熟練職業人の領域にまで、AIシステムに依存する段

人間とAIの住み分けは？
AIが、その進歩と共に人間頭脳が担っていた領域に食い込む。人間とAIの役割分担（住み分け）は、より高度の判断など、段階的に変化するが、「判断」はできても「決断する」とか「責任を取る」という超えにくい壁がある。

参照:Ⅲ-3章

情報処理ソフトの発達
ディープラーニングの発達で、専門家が持つ技術のノウハウが容易にAIに組み込まれる。できたソフトは、経験知を組み込んでさらに進化し、人間には追いつけないほどの進歩を遂げる。

技術的特異点は、いつか来る
AIが従来の大人の脳だけでなく、子どもの脳も得て自己学習能力を増して、いつかは人間の能力を超す。さらにAIが意識や自我の概念を獲得すれば、人間社会に有史以来の変革をせまる。

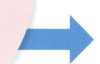

人工知能時代の医療

①遠隔地でも充分な医療が可能
医療通信網の高速度/大容量化、医療機器のAI化で、初級医や非専門医が、ベテラン医が横にいるかのような支援を受けるため、便利で高度な医療がどこでも可能となる。

参照:Ⅱ-1章

③地域社会が支える医療
専門家支援の医療サービスは、医療の多職種間で情報を共有し、病院以外の場で患者の生活尊重の医療連携が可能となる。

参照:Ⅱ-3章

②病院内の医療は、限定的となる
かつて医療は病院で行われ、病院の中で完結するものであったが、第4次産業革命時代の病院は、医療システムの中のone of themとして機能する。病院内では、大がかりな医療機器や専門家集団が必要な高度医療や救命救急など、病院でないとできない医療が中心となる。すなわち病院に求められる機能が限定的になる。

参照:序-1章、序-2章

④日常生活の中の医療
患者は、病院に縛られないで本来の日常生活を継続しながら、慢性病の治療を行う。急変の兆候は、患者のウエアラブル端末から自動的に送られてくるデータで、医師は事前に予知し対処する。

参照:序-1章

IoTプラスAIは、医療にも大変化を引き起こす
第4次産業革命は、医療の現場にも押し寄せる。特に医療は電子化された機器が多く、しかも知的に高度の作業が患者毎に個別に行われるため、高度/個別性/瞬時性に優れたAIが活躍しやすい場である。このため従来の医師、看護師、薬剤師などの知的業務のかなりは、AIシステムに取って替わる。AIシステムが"かかりつけ医"となって24時間、個人に張りつくため、医療が病院内で完結する時代が終焉する。

参照:序-1章

画像(視診)で自動診断する技術の威力
AIはレントゲンなどの医療画像を自動診断する。また視診(患者の顔つき、皮膚、歩き方・体動などを視て診断に結びつける)も医師を凌駕する。

参照:序-2章

AIによる診断
医師のみならず誰でもAIで診断できるインフラが整う。

AIによる薬処方
患者の臨床状態、年齢、体重、服薬歴、治療目標などから最適の処方を提案する。

医師の職能が変化する

医療は、患者を含む社会状況と医科学の変化に合わせて、その形を変化させ、医師の役割も変化させて来た。その変化は従来ゆっくり、連続的であったが、これからは非連続的な変化となる。その激変の中を生きつつ、医師が果たすべき役割の模索が続く。医師集団は本当に社会から求められる役割を見つけられるのだろうか？

そもそも医師とは？
医師という職業は、歴史の中でどのように産まれ、どのように育ち、現在の姿に成ったのか？
参照:Ⅳ-5章

医師―患者の関係は、これからも変化する
近年の医師―患者関係であるパターナリズムは多かれ少なかれ終焉し、新しい関係の模索が続く。
参照:Ⅳ-5章

AIの時代、医師に求められる能力は？

医師の新しい職能/職務、これを人間医師がAIの力を借りながら全うすることになる。人間医師の仕事は？AIに何を任せ、何を任せないのかの選択は？
①診断や治療方針など知的判断に関しては、AI化で誰でも最高の情報が得られる。
②侵襲医療の手技に関しても、医療機器のAI化が進み、初級医でも熟練医並が、部分的に可能となる。このような状況では、救急医、精神科医、手術医、セカンドオピニオン医の能力は根強く求められるが、その他の旧来の医師能力の需要は大幅に減少する。
さて新しい役割で活躍する人間医師に必要な能力とは、社会性？共感？コミュニケーション能力？リーダーシップ？情報との付き合い方？
参照:序-3章

過去に消え去ってしまった職もある
歴史を振り返ると過去に消え去った職は多く、それ自体は人間社会の"成り行き"である。問題は、その速度が速すぎて、せっかく訓練を受けても定年退職の前に、その職が不要⇒失業になってしまうことである。

パイの縮小⇒
医師の失業が現実味を
社会の中で医療費のパイは、ほぼ固定されている。そのパイのかなりをAIが食べ、医師の取り分が減ることが予想される。医師の総数は調節自由にならず、年余にわたり、ほぼ固定されているため一人当たりの収入が減りワーキングプアや失業者が出ても不思議ではない。

新しい医倫理が求められている
旧来の医科学と社会状況に立脚した医倫理では、もはや医療を継続できない。

①医科学の進歩による影響
サイボーグ人間など予期せぬ医療技術が出現し、病気を治すという医師本来の役割を逸脱する"行為"に手を付けるのか？

②社会の変化による影響
種々の社会状況（プライバシー保護、個人情報保護、患者の権利擁護、国の経済状況）が、患者の求める医療や、病院が提供する医療に大きく影響を及ぼす。

単純・正確・反復作業、・・・人間の脳は不得意
正解のある知的作業、・・・人間はAIに負ける
人間の能力に新たな尺度、・・・従来の経済や効率から脱却して

若者を、現在の医師用に特化させる医学教育 VS 若者が、変化に適応できる柔軟性を保持する教育

基礎医学 医療技術が進歩しても生涯にわたってキャッチアップできる能力の源泉は、若い時期に身に着けた学問体系である。日本の医学教育の伝統的な考えが、今日でも通用するものと考えられているが、時代の流れに沿った改革が進行中である。 🏷参照:Ⅳ-2章

基礎統合実習physician scientist育成 見学型ではなく、自ら立案して行う実習。人体が全体として機能する視点で思考する頭脳を育てる。医師はscience consumerであり、scientistとしての観察眼、探求心や思考能力が臨床医として一生を支える基礎能力となる。 🏷参照:Ⅳ-1章

IPE 患者の医療動線に沿って、多職種が関与して医療援助を行う時代が到来する。これを可能にするための新しい職業意識教育。 🏷参照:Ⅱ-2章、Ⅱ-3章、Ⅴ-2章

コミュニケーション教育 人間として一生涯にわたって必要な能力のひとつは、コミュニケーション能力であり、これを修得可能な若いうちから学ぶ。 🏷参照:Ⅲ-3章、Ⅲ-4章

共感する能力の開発 他人に共感する力は、さらに求められる。 🏷参照:Ⅲ-3章

情報科学 情報技術の基礎となるものを正しく理解し、これに基づいて考え実行する力で、AIに翻弄されず、自分の脳や体の一部の様に使いこなす。 🏷参照:Ⅲ-1章

PBL/TBL 医学者/医師として体験するであろう事例から、一生役立つ科学リテラシー(探求心、調査力、発表力)を育てつつ、既存の医学を学ぶ。

シミュレーション教育 医療現場をバーチャルに体験し、そこから自分が、何ができて何を学ぶべきかを知り、判断力、即戦力や自己決定型学習に役立てる。

クリニカルクラークシップ 即戦力育成に優れたOJT教育であり、医師として不変の能力を得る。

生涯教育 & 遠隔教育
医療の最新情報を常に配信し、現役の医師全員が生涯にわたって最高医療を提供できるように、学習の継続が必要となる。その学習のシステムとして最適なのは遠隔教育である。 🏷参照:Ⅳ-3章

AIを味方にする
医師を困難に陥れるのはAIだが、医師を助けるのもAIである。医療や医学教育の分野で、今現在の技術で実用化されているAIやタブレットを自分の仕事用に駆使するのが、必勝に重要。 🏷参照:Ⅰ-3章

未来の医師を、現在育てる医学教育
医学教育は以前から難しかったが、さらに難しい時期を迎えた。なぜなら近未来のいつごろ、どのくらいAI化が進むか具体的に予測がつかない。しかも、その流動的な時期、それぞれの時期で最高医療を提供する医師を、現在、育成せねばならない。医学部が現在の社会に役立つ医師を養成するのは社会的責務だが、今役立つ技術者教育に重点を置けば医学生が得る能力があると同時に、失いやすい能力がある。それは子どもの脳が持つ柔軟性である。変化に適応できる柔軟性を保ったまま、医師に育てるという二律背反的な医学教育はできるのか？危機感を抱いた人々によって、かなりの工夫が実践されている。それは一生涯の基本能力になる科学リテラシーや、コミュニケーション能力、共感、新しい医療体系に則した思考軸などである。 🏷参照:序-3章、Ⅲ-5章

結局、雑用から解放される？
AIが雑用をする。それで人間は、雑用から解放され、時間や労力を捻出できるはず。本当に人間は、その人本来の仕事に時間や労力を振り分けられるのか？そもそも、何が雑用で、何が自分本来の仕事なのか？ 🏷参照:Ⅲ-6章

幅広く診療できる柔軟性
自分の専門周辺の診療もカバーできる柔軟な能力は、どのように得るのか？

個人のキャリアの柔軟性
一度選んだ専門を変える医師もいる。例えば40歳でメスを置いた外科医が新しい専門に進むという柔軟性は、どのように得るのか？

変化に適応する能力
医師となり現役として働くのは、およそ50年と仮定できる。この50年の間に、医科学も社会情勢も短時間に変化を続けるため、医師の役割と求められる能力の変化も目まぐるしい。50年間生き残るには、周囲の変化に適応する柔軟性が必要となる。

柔軟な能力を温存する
若者に医師として必要な医学知識や医療技術を教えれば教えるほど、若者は、現在の医師に必要な頭脳に特化し、ある程度の年齢(臨界年齢)に達すれば、新能力を修得する柔軟性を失う。

職能集団の柔軟性
医師個人は変化できても、医師集団として変化するのは、容易ではない。医師集団の新しい職能を求めて、集団に掛け声をかけ、進むべき方向に影響を与えるリーダーは出現するのか？

目次

巻頭言	高橋優三	viii

序章　これから起こる変化

1. 近未来の医療の姿　ソーシャルホスピタル	黒田知宏	3
2. これから登場する人工知能搭載の医療機器	高橋優三	5
3. 医療の過去・現在・未来、激動の時代だからこそ人材育成に注目	高橋優三	19

Ⅰ章　変化する医療情報

1. 岐阜大学病院の電子カルテシステムについて	紀ノ定保臣	49
2. コンピュータ支援画像診断	藤田広志	62
3. 医療・医学教育におけるタブレットの活用の実例	淺田義和	69
4. 電子診療録からのデータベースの構築と利用・活用を模索する	徳増裕宣	87

Ⅱ章　変化する医療体制

1. 遠隔地医療と医療情報	本永英治	95
2. 将来の医師集団とキャリア開発の変化に備えた医学教育	藤沼康樹	103
3. 地域医療を担う体制の未来予測、その時に求められる新しい医師の職能	吉村　学	111

Ⅲ章　新しい時代に注目される能力

1. 情報化時代の医療者に求められる基本的スキルとは？	黒田知宏	117
2. チームを機能させるために必要となるリーダースキル	小林美亜	123
3. 人工知能時代の到来で再認識される共感とコミュニケーションの能力	尾藤誠司	132
4. 人工知能学の観点からみたコミュニケーション能力と共感的理解	竹林洋一	149
5. 人工知能時代だからこそ大切にしたい基本能力	高橋優三	158
6. ITは医師の時間的余裕を生み出せるか	在間　梓	164

Ⅳ章　医師を育てる医学教育

1. 基礎統合実習の意義：医療用コンピュータ時代への対応 ･･････････････ 中島　昭　171
2. 医師育成、基礎医学の立場から ･･････････････････････････････････ 岡田弥生　177
3. e-learning と遠隔教育 ･･･ 丹羽雅之　183
4. 遠隔地医療を担う人材を育てる医学教育 ････････････････････････････ 本永英治　190
5. 医師の役割の歴史 ･･･ 西谷昌也　198

Ⅴ章　終章

編集をおえるにあたって ･･ 高橋優三　209
索引 ･･･ 211

巻頭言

編著者　高橋優三

　現在、日本の医学部では、現在の医療に役立つ医師育成を主眼に医学教育を行っているが、人工知能による革命的な変革が医療にもおよぶ近未来の非連続的な変化を考えると、現在のニーズだけではなく、これと同時並行で未来に於ける医療にも適応できるように、柔軟性に力点を置いて医師育成を行う必要が有るのではないか、との危機感が高まっている。これに応えて、2015年8月に岐阜で行われた第57回医学教育セミナーとワークショップでは「未来の医師を現在育てる」がテーマとして取り上げられ、医療や医師の現状と変遷を俯瞰し、変化に適応するための柔軟性の意義を考察し、白紙からの医師教育改革について論じられた。本書はその記録として作成が開始され、その後多くの著者からの寄稿が有り完成となった。

　我々は、今、歴史的な転換期の入口に立っている。コンピュータの能力は単純、正確、大量、反復の作業に於いてのみ人間の能力を上回るはずであったが、現在、将棋や碁など、高度の分析と判断を必要とする分野においても人知を凌駕する人工知能の段階に至った。さらに人工知能が得た子どもの脳と称される柔軟な自己学習能力を生かして、閉鎖系における判断だけではなく、不確実な要素が入り込む開放系でも、つまり医療で医師に求められてきたような判断でも優位に立つと予想される。

　このような技術の変化は社会を変え、医療を変え、医師の役割を変える。当然、医師に求められる能力も激変する。医師個人として変化に適応するのは、困難であるが努力で適応せざるを得ない。さらに、職能集団としても、新しい役割を見つけざるを得ない。もし見つけられなければ歴史の流れの中に消えた職業のひとつとなる。

　過去半世紀における近代医学の発展に伴い医師に求められる能力の変化があったが、それは連続的な変化であった。新しい技能であっても若い医学生に付与するのは、難しいことではないが、問題は、これから予想される変化が非連続的な変化であり、一人の医師が現役で働くであろう約40年間に起こってしまうことだ。そのため、個人として新しい技能をキャッチアップできるのか、不確かになることである。

　医師集団として社会から与えられる役割も、彷徨に近いほどの不確かさであり予測が難しい。この巨大な集団を導くリーダーは多数必要であるが、はたして今の医学教育の中で育つのであろうか？

　医学教育では、医学部における医師養成のカリキュラム開発に並々ならぬ心血を注いでいるが、それは現在の科学や社会状況に基づいたもので、即戦力に主眼を置いたものである。人間の脳の生理学上、具体的なことを教えれば教える程、将来における可塑性を失

う。つまり医学生は将来における適応余力を減らして現在に役立つ具体的能力を入手している。

　こう考えると現在を生きつつ、未来に備える教育の考えが必要となる。本書において、これから医療はどのように変わるのか、ある程度の予測を理解し、それに合わせて、どのような医学教育が望ましいのか考える材料にしていただけたら幸いである。本書では、医療に於ける人工知能の導入状況、激変しつつある医療、それに対応する医学教育について、それぞれの専門家の意見が各章で述べられている。本書の狙う分野はあまりにも広範囲であり、すべてが網羅されているわけではないが、技術革新が社会を一変させる時代を生き抜く参考になれば幸いである。

推　薦

藤崎和彦

岐阜大学
　　医学系研究科　医学教育学教授
　　医学教育共同利用拠点岐阜大学　医学教育開発研究センター長

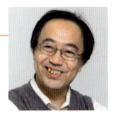

　高橋優三岐阜大学名誉教授は、医学教育の全国共同利用拠点として知られる医学教育開発研究センター長（初代）を務められ、常に新しいことへの果敢な挑戦で周囲の常人達を驚かせていたが、今回の『人工知能時代の医療と医学教育』の出版は、私にとってあらためて驚愕であった。私達、現職の医学教育者が日々の学生教育実務に忙殺され、短視眼的思考に明け暮れている間に、先生は医師が直面するであろう過酷な近未来を分析的に予知し、現在の即戦力に傾きがちな医学教育に警鐘を鳴らされていたのだ。

　確かに医師という職は、今が全盛期で、これからは厳しい時代を迎えるのかもしれない。優秀な高校生を入学させ、教育する立場である医学部教員には、現在だけではなく、医学生が未知の未来で仕事をすることを前提に、長期的視野での人材育成の必要性を感じた。

　本書は、医学教育者のみならず、医師を目指す若者が医学の世界に入る前に読むべき書物として推薦する。

鈴木敬一郎

兵庫医科大学
　　副学長（学部教育・内部質保証担当）
　　医学教育センター長

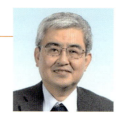

　高橋優三先生からこの本の原稿を見せて頂いた時、なるほどと思いました。先生にはチュートリアル教育、シミュレーション教育と長年にわたり御指導いただいていましたが、医学教育の次の課題はやはりこれかと膝を打ちました。人工知能は医学や医療を大きく進歩させることは間違いなく、この本は多くの専門家が幅広くかつ分かりやすく解説されており、たいへん勉強になりました。

　その一方、医学教育を担当とする立場としては、今や医学教育はもっとも大きな変換点を迎えていることが実感され、心胆を寒からしめる内容でした。古来、医療現場では経験が重視されてきましたが、近年では臨床検査、画像診断、遺伝子解析などにより医療は長足の進歩を遂げ、いわば、ようやくサイエンスになってきた感もあります。教育でも科学者の素養と問題解決能力が求められ、それゆえに人間性や倫理観がより問われる時代へと移ってきました。しかし、人工知能は歩みの遅い人間をあっという間に抜きさり、スーパードクターを誕生させるでしょう。確かに救急医療など人に頼らざるを得ない部分もありますが、それ以外は人工知能の方がはるかに有能でミスが少ないであろうことは明らかです。患者はすでに最終診断と最善の医療手段がわかった上で医師の前に現れ、セカンドオピニオンからスタートするといっても過言ではありません。

　医学教育機関は国民の求める医師を輩出する義務を負う一方、学生に対しては医療者として幸福で充実した生涯を送れる資質を涵養する必要があると考えています。では私達はどのような医学教育を行えばよいのでしょうか。兵庫医大では建学の精神に則り、社会性・人間性の涵養と基礎医学の重視を心がけてきました。この方向性には間違いないものの、さらに一層の充実を目指さねばならないと思います。これからの医師に求められるのは、人間性が第一であり、そして患者の日常生活まで斟酌してサポートするチーム医療の能力でしょう。そして卒業後数十年経っても、医学医療の変革に合わせてもう一度専門を切り替えるぐらいの柔軟性、思考力、基礎学力も必要です。私達は急がなければなりません。学生の皆さんもこの本を読み、自分の将来について深く考えてもらいたいと切に望みます。

首藤太一

大阪市立大学
　大学院医学研究科　総合医学教育学教授
　医学部附属病院　スキルスシミュレーションセンター長

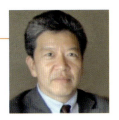

　タイトルをみて、電子カルテ、情報処理ソフト、自動診断、さらに、人工知能（AI）と、キーワードが続くと、はじめは、SF映画に出てくるような「夢のような近未来医療」の話と考えてしまいました。しかし、読み進めていくと、そのような近未来医療に対峙する際に、医師には何が求められるのかを問う内容であることに安堵するようになります。「また、高橋先生にやられた」と感じた一冊です。

　編集された高橋優三先生は、岐阜大学医学部教授・教育開発センター長として在職されておられたころから、卓越した医学教育理論と、他の追随を許さないユニークなアイデアの持ち主として著名です。その功績が認められて、2015年には日本医学教育学会の学会賞「牛場賞」を授賞されたことは、周知のところです。特に、シミュレーション医療教育における本邦のパイオニアのおひとりで、わたくしたちのシミュレーションセンターも開設以来、ことある毎に高橋先生にアドバイスをいただいています。

　シミュレーション医療教育の「コツ」をよく質問されます。
「『高価なシミュレータや、スキルスラボが無いから、シミュレーション教育できない』なんてことはまったくありません。要は使い方、進め方、つまり、『ハード』より『ハート』です」
と答える一方で、同じようなことを、医学生達にも話しています。
「『病をみて、人を診ず』じゃなくて、『病でなく、人を診る』が良いよね。ただし、究極は、『病も人も診る』。そういう医師を目指そうよ」

　人工知能時代の医療において、「医師」が歴史の流れの中で消え去った仕事とならぬように、彼らに「そのこと」を伝え、届けなければなりません。高橋先生が伝えたいことは、まさに「そのこと」なんだと確信しました。同時に、「高橋先生には、これからも頭が上がらない」。それも確信した一冊でした。

序章

これから起こる変化

序章 1

近未来の医療の姿
ソーシャルホスピタル

京都大学 教授／医学部附属病院 医療情報企画部長　黒田知宏

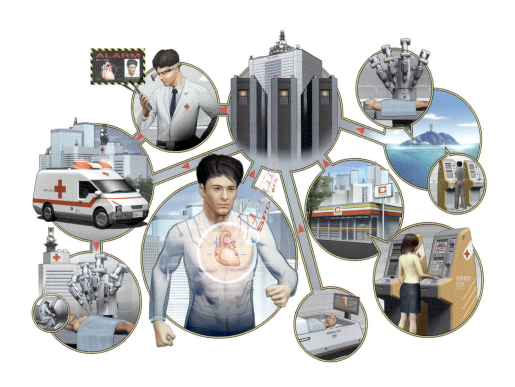

（イラスト：野林賢太郎）

　ソーシャルホスピタル（Social Hospital）とは、情報通信技術が創り出す、通常の社会生活を営みながら十分な医療支援が受けられるような、近未来の医療の想像図である。
　真に早期発見・早期治療を行うためには、自然に営まれる普段の生活のなかで、さりげなく身体の状態を計測し、変化を早く捉える必要がある。IoT・センサネットワーク技術の発達によって、日常のあらゆる場面にセンサが行き渡れば、検査や予後管理のために病

院・診療所を訪れる理由はもはや存在しない。

　患者が身につけたウエアラブル生体情報センサや街中の健康ボックスで採取された一滴の血液から得られた生体情報は、PHR（personal health record）に自動的に記録され、個々人の健康時の状態を記録した基礎データとなる。見守りエージェント（人工知能）が異常値を検知したときには、重要事項のみが選択的に医師に伝えられ、必要な場合には救急搬送や手術などの加療が行われる。

　こうした活動を通じて得られた正常時・異常時の生体情報やそれに対する人工知能・医師の判断、行われた治療の膨大な情報は、人工知能を成長させ、より正しい医学的判断が得られるようになる。産業革命は、動力源の発明とともに織工の仕事をパンチカードの形で「情報化」することによって成し遂げられた。IoTの発達は医師の仕事を情報化し、新たな革命を起こすことになるであろう。

　かくして、医師の仕事は情報システムに、病院機能は社会に埋め込まれ、情報化された日常生活の舞台全体が医療サービス基盤となる。その結果、患者は距離や時間といった物理的な制約から解き放され、闘病のために病院に縛り付けられる時間は最小限となる。「病院」の概念は大きく変わり、「患者」という表現も再考される時代が到来するのかも知れない。

序章 2

これから登場する人工知能搭載の医療機器

岐阜大学名誉教授　兵庫医科大学客員教授　高橋優三

要　約

　現在の人間医師が行っている業務（診察、検査、治療）を補助する、または置き換えてしまうような人工知能搭載の医療機器が近未来的に出現するが（一般に普及する正確な時期は、不詳）、どの業務をどの程度行う能力があるのかを、本稿で予想する。これにより、医療がどのように変わるか心積りし、医学部の人材育成に於いて、どのような対策が必要か考える基礎としたい。

はじめに

　これから開発が本格化する人工知能（AI）搭載の医療機器は、必要な情報（人間が入力、画像を読み取って入力、センサからの信号を入力、チップ装着物品からの信号を入力）を人工知能（ディープラーニング、自己学習能あり）作成のプログラムで演算し、最適な作動（診断、治療方針）を行う機能が期待されている。この種の機器の発達と導入は医療に於ける人間医師の役割に大きく影響するので、その対策を立てるのに、どのような能力の医療機器がどの時期に導入されるのか、ある程度理解する必要がある。

検索：Google の自己学習する人工知能 DQN

　この機器の開発に影響する因子は、いくつかある。入力装置に関しては種々発達しているが、キーとなるのは高感度で便利な生体センサの開発である。この専用の生体センサの他には、カメラの画像を分析し、これをコンピュータに入力する方法も、一般性があり有

用である。すなわち、人間は外界を見て意味ある視覚情報として脳に入力するが、これと同様に、カメラの画像分析で意味を理解し、コンピュータに入力するものである。画像分析を自己学習できる人工知能の導入で、これからは長足の進歩を遂げるはずである。

演算するAIも、自己学習で、ベテラン医師の能力を取り込み実用化レベルに発達し、いったん臨床現場で利用されれば利用されるほど賢くなり、分野を限定するなら人間の能力を凌駕してしまう日は近い。

この分野の進歩は、まさに日進月歩である。最新の動向に興味があるかたは、インターネットで検索されることをお勧めする。その理由で以下の本文中には、**検索**として便利な用語がリストアップされている。

BOX　機械学習技術のオープンソース化

グーグル、アマゾン、マイクロソフトなどの会社は、自社を支える機械学習技術を公開し、他社がこれを利用できる状態にした。他社が持つビッグデータの利用が目的とも言われるが、これによりAIの利用が世界的に底上げされ、新時代の到来が促進される。例：画像認識技術、音声認識支援技術、検索技術。

検索：① Amazon Machine Learning、機械学習
検索：② TensorFlow、ディープ・ニューラルネットワーク用エンジン

[A] 患者の状態を把握する機器

医師は、患者からさまざまな生体情報を収集して診断や治療に役立てている。その収集方法は、問診、身体診察、血液検査、生理機能検査、画像検査などである。

問診に関しては現在、医師が患者に口頭で質問して行っているが、患者がコンピュータからの質問に答える形でテキストファイルとして入力できてしまうアプリが普及する。また医師－患者間の会話を自動録音し、人工知能が音声認識、単語認識を経て意味認識し、カルテに記載できるような自然言語に書き起こすことも、不可能ではない。自然言語まで書き上げなくても、検索用語として診断や治療に役立てるレベルのデータマイニングなら、技術的な障壁は高くない。

> **BOX　自然言語の文章を書き上げる能力**
>
> 　現在、新聞記事自動作成機（ワードスミス）は、生データ入力だけで記事を書き上げる。その流用で医師や看護師がカルテに記入する文をAIが書き上げることは技術的にメドが立っている。医師や看護師の労力を激減させる夢の技術であろう。ただし、文章が自動生成され、膨大な量に達すると生身の人間の脳はオーバーフローし、思考が機能不全となり、せっかくの文章が役に立たないという皮肉な結果になる。そのため、人間がその瞬間の思考に必要とする重要情報をカルテ情報の中からマイニングしてくれるAIが必要となる。

検索：① 音声対話システム、Siri
検索：② 人工知能ホワイトジャック

　身体診察に関しては現在、視診、触診、聴診などがあるが、これらは医師の視覚、触覚、聴覚など五感によって知覚情報として収集・認識され、経験によって所見として言語表現される。近未来的にはこれらの生体からの情報を画像、圧力、音声などの情報にデジタル化し、人工知能によって分析し、所見を言語表現し、候補の疾患を確率順に表示する機器が登場する。

- 視診に関しては、ビデオ動画を画像分析する技術が進み、神経・筋疾患の視診を代用できる。
- 聴診に関しては、心音や呼吸音、腸からの音などの所見が自動分析され、診断の候補が列挙される。
- 触診、打診に関しては、現在、医師の五感による情報収集と経験的な分析能力に依存している。この過程を人工知能に置き換えるには、センサの抜本的な開発が必要であり、実現のメドが立っていない。

　バイタルサインと呼ばれているのは血圧、脈拍、呼吸数、体温など、ヒトが生きている状況を表現する極めて基本的な数値である。現在、病院では通常、血圧計や体温計で測ったり、身体診察で計測して診断に役立てている。集中治療室では、患者の皮膚に測定機器を取り付けて、24時間体制でモニターしている。
　この測定機器がウエアラブルになることが望ましい。現在すでに、胸部に貼り着けて心電図や心拍、呼吸、体温の状態を無線通信できる製品が利用できる。近未来的には、センサ付きの服を着るだけで、つまり皮膚に測定機器を取り付けなくても（非接触型）測定ができて、患者の利便性が向上する。

検索：① ウエアラブル生体センサ、VitalPatch
検索：② 体に装着する医療機器
検索：③ マンション居住者健康管理ウエアラブル

　将来的には、患者身体の各種周辺情報をビッグデータとして解析し、病態生理的に確定した診断との相関関係を樹立する研究が進み、これを演繹的に利用し、間接証拠で診断することが可能になるであろう。その段階では、必ずしも身体診察を取らなくても、間接診断ができる場合が多くなるであろう。

　おそらく将来とも診断のための身体診察は行われるはずであるが、従来の経験豊かな医師の得意技であった身体診察のカン所の優位性は、AI搭載機器に置き換わってしまうと予想される。

BOX　生体センサ技術

　ロボットによる診断に必要な技術は、医師の五感をデジタル化する技術である。視覚（画像）と聴覚（音声）に関しては、技術上の問題は無いが、触覚に関しては高感度圧力センサなど種々の新規開発が必要である。

　また現在、医師の診察手技や生理検査のデジタル化に限らず、例えば皮膚の電気抵抗など、まったく新しい検査値であっても、生理学的・病理学的意味不明のままビッグデータの一部として診断に役立つ可能性もある。

　生体から得られる情報が、何か患者の病状を直接に示すのではなく、たとえパラメーター的であっても、アラームとして機能するレベルで期待できるし、ビッグデータの一部として使えるため、十分に利用価値がある。

　血液検査は現在、医療機関で採血し、それを分析機器にかけて測定し、異常値／正常値を医師が判定している。今後、検査技術の発達により微量の血液量で種々の血液成分が測定可能となるため、ほんの微量の血液（指先に針で刺してできた一滴の血液程度）で検査可能量となる。このため検査希望者は、医療機関へ出向かなくとも、コンビニの一角に設置できるような小型の専用機器で血液検査が可能となる。

　なお、血糖値に関しては現在、医療機関での採血で測定できるが、患者が自分で指先を針で突き、出血させ、自己測定できる機器が整備されている。今後、採血無しに、皮膚に赤外線などを当てて血糖値を推定する機器が実用化される。こうなると患者は、血糖値を苦痛なしに推定して、薬の量を決めることができる。

検索：① 血液検査キット、郵送

検索：② 血糖値測定、赤外線

生理機能検査については現在、患者が医療機関へ出向いて検査を受ける。これらの機器は電子化されているため、そのデジタル化された結果を人工知能で所見を読むことが容易である。心電図では、すでに実用領域に入っている。次の段階としてこれらの機器を非接触型、ウエアラブルにし、患者の日常生活への負担を軽減する技術開発が求められている。脳波や心血流量なども、ウエアラブルで測定できれば、患者以外にも広範囲の人々の健康管理に使える。

検索：① チェックミー
検索：② 心血流量、ウエアラブル
検索：③ メディカル IoT 統合ソリューション

画像検査はレントゲン、CT、MRI、超音波、内視鏡（胃、大腸、気管支、腹腔、胸腔、関節腔）、眼底鏡など種々開発され、診断水準の向上に役立ち、現代医療の必須の検査となっている。これらは、すべて医療機関で免許保持者によって行われるが、この検査の課題は画像の読解である。画像は、検査結果が直接数値データに表現されて数値の高低で単純比較できるタイプではなく、似ている／似ていないなどの基準が主観的であるため、診断へ結びつける能力は、画像の読解者の①脳における画像処理能力、②その分野の画像をパターン認識する能力、③画像と病態を結びつける経験／訓練、などに大きく依存する。ある意味、個人差がとても大きい。

　立体画像構築の場合は、さらに複雑である。通常、撮影で二次元情報が得られ、これで診断をするが、常に立体像を頭の中で構築しつつ診断するのが望ましい。そのため二次元の連続像から三次元像（立体像）を組み立てて、患者の体内の臓器の様子を診断するのは専門医の必須技であるが、この画像処理能力には個人差がある。この三次元像の組み立てを頭の中で行うのではなく、コンピュータ処理で行い、モニター画面に立体像を描き出すソフトが実用化され、現在、読解者の個人差が軽減されている。これは今後、さらに操作が簡便化し、広く普及するであろう。

検索：血管、立体像、画像

　次に、画像認識について論じる。画像の場合、人工知能による自動診断には、画像認識プログラムを用いて、画像の「特徴」を読み取る必要がある。すでに顔認識プログラムの威力で広く知られているように、この方面の技術開発は著しい。開発に向けた課題は、どれが正常の「特徴」か、どれがどのような異常の「特徴」か、それを決めるプログラムの作成である。正常／異常の判定は、ベテランの専門家の意見による。この読解能力をプロ

グラムとして組み込むのは、決して容易ではない。今後、人工知能の自己学習によって、この分野の大きな発展が期待される。開発が進めば、初心者でもベテラン医師と同じ立場になる。

検索：① 画像認識 API
検索：② 人間医師、画像、機械学習ソフトウエア、Behold.ai
🏷 参照：I-2 章

また画像診断装置もどんどん小型化・電子化しており、タブレットやスマホとの組み合わせで、携帯性が格段に改善されつつある。内蔵のプログラムが画像の読みやすさの改善だけではなく、将来的には自動診断の機能も併せ持つようになるであろう。

検索：タブレット型超音波、SonoSite iViz

BOX　スマホの威力　＜各種アダプターの発達＞

スマホに接続する医療機器が発達する。聴診器、内視鏡、心電図・・・・など。医師が行うべき所見の分析を代理でやってくれる AI を搭載したスマホなら、電波が届かぬ空間が多い病院内でも stand alone で使いやすいし、もちろん on line で電子カルテシステムに繋る。片手による操作性に優れ、軽いので携帯性に優れている。大量生産品なので他の医療機器に比べ価格が格段に安い。これほど優れた道具は稀有である。

未来の医師の"戦闘服"

情報端末を身に着け、常に人工知能と交信しつつ診療をする。入力はビデオカメラ、音声、指の動きを読むソフト、スマホなどで行われる。

腰のベルトには各種のアダプターを携帯する。このアダプターは、スマホの本体に連結され、携帯性の高い診断機器として機能する。

白衣って、何だったのだろう、と回想される日が到来する。

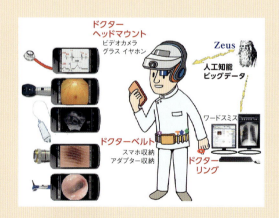

検索：① USB 内視鏡スマホ　＜スマホを内視鏡の本体に変身させる＞
検索：② 精子、不妊、スマホ　＜スマホで精子の運動を撮影、診断＞

患者の**心理状態**を推察するのは、医療を行うのに重要である。これは「人間性豊かな」医師が患者の心中を察して、診断や治療を進めるための基本である。逆に、患者の気持ちを顧みないで医療をする医師も少数ながらいることは確かで、KY（空気が読めない）医師とも俗称される。

　他人の気持ちを察するのは一種の能力であり、誰でも持っているわけでなく、入試学力とは、あまり関係が無い。医師育成に於いて、人の気持ちを読めない秀才の取り扱いは、実は、大問題である。もし人の気持ち（平静、高揚、怒っている、悲しんでいる、不信）を、言葉の抑揚、使っている単語、顔つきなどから推察する人工知能が発達すれば、診療における一定の役割が期待される。

検索：	① IBM の人工知能 Watson
検索：	② 感情を解析する人工知能 Emotion Intelligence
検索：	③ アスペルガー症候群　＜他人の感情を察するのが苦手＞
検索：	④ 自閉スペクトラム、人工知能　＜ AI による精神科領域の診断＞

[B] 診断について

　診断に必要な情報（問診、診察、検査、経過）は医師がカルテに記載するが、診断に必要な思考は医師が自分の脳で行う。患者の症状の原因を探る鑑別診断の能力こそは、医師としての能力の根幹であり、医学教育でもっとも力を入れる部分である。カルテへの記載の仕方を工夫すれば、診断が容易になるし、また、指導医が研修医を指導する時には、カルテ記載をチェックする。それほどカルテ記載は重要である。

> **BOX　診断に必要な情報**
> 　問診（現在の症状と経過、過去の病気、血縁者の病気、嗜好、職務内容、居住地、など）
> 　年齢、性別、体重、身長
> 　身体診察結果、血液検査結果、生理機能検査結果、画像検査結果、など
> 　経過観察（軽快、増悪、薬の効き具合、など）

　最近の医療機関で電子カルテを用いている場合、診断に必要な情報はデジタルで入力されている。このため AI による診断も、この良質なデジタル情報を基に行うことができる。さらに AI による診断が行われれば行われるほど、その都度、AI は経験を積み、賢くなるはずだ。人間医師も、症例を経験する毎に成長するが、AI の場合には、記憶容量が無限

大なので、人間を超える判断能力を得ることは、間違いない。

　さらにAIの利点は、思考が早いことである。人間医師の場合、鑑別診断の思考は、①その主訴を訴える疾患を頻度順に思い起こして、問診や随伴症状、検査所見との一致／不一致を検討する方法と、②なぜその症状が出てくるのか、問診や随伴症状、検査所見の情報を総合して病態生理を考える方法の2つが有る。AIの場合、すべての情報を平等に扱って、逐次型の分析をするだけの余裕がある。したがって、どんなまれな疾患であっても、鑑別から抜け落ちることは無い。もはや生身の人間には追い付けない能力である。すでに敗血症や白血病で実績がある。

検索：人工知能ホワイトジャック

検索：医療診断、人工知能

　またAIがビッグデータから一見直接関係の無いと思われるパラメーター群を見つけ出し、それを指標として間接診断するという新規の方法を提案する可能性は十分に有る。医師が使えば使うほど、良質なビッグデータの量は加算され、信頼度が高くなる。人間の脳には、これだけの情報処理をするキャパシティーは無い。

　症例が豊かな臨床医は、鋭い臨床のカンを持っている。「この患者、なんか変だネ」とか首をひねって、思わぬ病気を見つけ出して（予測して）しまう。このカンは、検査値で表されるものではない。言語で表現するのも難しい。したがって指導医から研修医に伝えにくいものである。このようなカンも、ビッグデータから収集したパラメーター群で表現できる可能性が有る。

BOX　ビッグデータによる診断

　西洋医学は分析科学に基づき、個々の臓器の状態を直接証拠から診断しようとする。東洋医学は、五感による四診で診察を行い、患者の全身という統合の状態を「証」（虚実、陰陽、気、血、水）で表現して診断しようとする。

　ビッグデータによる診断は、直接情報と間接情報を取り扱い、膨大な量のデータを統合分析できるので、西洋医学・東洋医学、両者に応用が可能となる。

　なおAIによる画像診断の判断の基になるデータは、やはり良質であればあるほど良い。そのため玉石混交のデータ集積は避け、専門家によるきちんとした裏づけがあるデータを使いたい。その意味で、例えば *The Journal of Typical Medical Images and Videos* のような雑誌に掲載された画像データには大きな意義がある。

　予後予測は、広い意味では診断の一部である。予後とは、患者がどうなるか、のことで

あり、これを予測する能力、つまり先を見通す能力は臨床医にとって極めて大切な能力とされている。藪医者の語源は、「藪のように先を見通せない」から来ている。優秀な臨床医は先を見越す能力に優れ、手遅れになる前に手を打つが、人工知能は、これを上回るであろう。すでに人間の行動パターンを人工知能が分析し、次の行動を高い確率で予測するモデルが、商業ベースで利用されている。この技術の流用で、予後予測は解決するはずである。

検索：① 行動パターン、予測、人工知能
検索：② ベイズ、予測

> **BOX　直観的なコンピュータ操作の時代へ**
> 　医師や看護師による入力は、従来のようなキーボードを介するよりも、①モニター画面へのタッチや、②入力者の指の動きを人工知能が自動的に読み取って入力、③患者との会話の動画が自動記録、などが普及する。検索条件の設定も自然感覚に近くなる。

[C] 電子カルテに関して

　古典的には、カルテは紙に手書き、のスタイルである。患者の医療に必要な情報や診察経過を記録に残すのが目的である。電子カルテが導入されてからは、その手書き文字が悪筆（医師の勝手な崩し or 省略文字は有名）でなく、誰にでも読める字になったのが最大の利点（単なる清書の道具）というような時代が有り、過去の患者データの検索や一覧も、売り込み文句ほどは使い勝手が良かったわけではない。電子化が進めば進むほど手入力に時間がかかり、医師は、患者の顔を見ずにコンピュータの画面を見ていると揶揄される時代に突入した。

　カルテ用コンピュータに種々の薬や検査に関する情報データベースが組み込まれると、医師は公然と"カンニング"できる便利な時代になった。やがてカルテ用コンピュータがネットに繋がり、その患者に関係する医療職が情報共有をしてチーム医療を行う体制となった。かくして電子化の波を押し戻すことはできず、紙カルテが追放されるのを機会に、時代の流れについていけない医師や看護師が病院を退職する例が見られた。

　今後の見通しとして、診断AI（全知全能の神）を装備した中央ホストコンピュータと端末が繋がれ、医師がカルテ記入した瞬間に診断に関する示唆が診断AIから送られてくる。すなわち「電子カルテの端末は、全知全能神との交渉の窓口として機能する」が、実情に合った表現となる。以上の診療支援システムは、まさに従来の専門医に指導を仰いだ

カルテは、こうなる

医師個人のメモ書きの時代から、集団利用、付加価値をつけて利用の時代へ。

過去	現在	近未来
外来患者カルテと保管棚	Stand alone / Local Area Network	全知全能神 ⇔ IoT
紙カルテ アナログベース 情報は、現地生産—現地利用。 患者からの情報は、個々の医師の手元に死蔵（私蔵）される。	電子カルテ デジタルベース LANに組み込むなら、患者情報は院内で共有される。 検査結果も自動入力される。	IoTの中の電子カルテ 巨大ネットワークの一部に組み込まれ、全知全能神との交信窓口となる。 患者情報共有は、関係諸機関の連携能を高める。

時に得られる情報である。それが24時間、場所を選ばずに得られるという夢のような状況である。もはや電子カルテと呼ぶのがふさわしくない状況である。

そのカルテ端末は、診察机の上にあるデスクトップのパソコンではなく、HMD (head mount display) やタブレット、スマホである。したがって医師の歩くところ、あらゆる場所でカルテ記入と閲覧ができるし、さらに同じ情報は、アクセス権がある人と共有でき、連携医療の基盤となる。

なお、皮膚に貼り着けるディスプレイ（e-skinと命名されている）は、ウエアラブルの究極の姿であるが、そのプロトタイプはすでに試作されている。

BOX　電子カルテ、ここまで発達すれば、もはやカルテと呼ぶのがふさわしくない

＜診断＞電子カルテに所見を記入、検査所見が自動入力され、それと同時に鑑別診断の候補が確率と共に表示される。
患者の体内で何が起こっているかの病態生理が示される。

> 診断確定に必要な追加情報が、その尤度比（ゆうどひ）と共に示される。
> 優先すべき順位（トリアージ）が示唆される。
> 見逃してはいけない疾患が示唆される。
> ＜薬の処方＞電子カルテに処方が示唆され、医師が処方箋の案を作成、それと同時に患者個人についての禁忌処方が警告される。
> 処方薬と、その量についての妥当性が示唆される。（人工知能薬剤師のチェック機能）
> 処方薬が引き起こすかもしれない副作用が示される。

参照：I-1 章

[D] 治療に関して

　診断に関しては、将来的に人工知能が優位となるのは、明らかである。これを参考に医師は治療するし、受診しない患者が人工知能の suggestion に従って自己治療をする例が多くなるであろう。

　患者の自己治療用に、現在、糖尿病患者用に血糖値を自動測定し、適切な量のインシュリンを自動的に注射する装置が実用化されている。このようなセンサ付きの治療装置は、これからも種類が増えるであろう。

　医師が手術操作（切る、縫う、穴をあける、止血する、掴む）するための器具は、医師の意志に従って動くだけでなく、機器自らが周りの状況を検知し、人工知能によって最適の動きをするような自動制御能が付与される。これにより、術前の診断画像と連動させて、最善の手術操作をする部分ロボットの段階になるであろう。少々手先が不器用な外科医にもハンディは無くなる。

　今まで人間医師の経験で調整されていた手技は、次々にロボット化されるが、この技術進歩のミソになる技術は、状況を把握するために必要な各種のセンサと画像認識技術、および最適な動きを決めるために必要な「手技を自己学習する」人工知能である。

検索：① 手術支援ロボットダビンチ
検索：② ポスト・ダビンチ
検索：③ 医療用麻酔ロボット

[E] 薬の管理に関して

　医師の処方は単純ではない。薬効（原因療法、対症療法、合併症などを勘案）により処方の候補が上がるが、実際に処方するか否かは、高次の判断が必要である。なぜなら、あらゆる処方には患者が受ける利益だけではなく、不利益との相反が有る。その不利益の程度、それが起こる頻度などの医学／薬学的要素と、どの利益を取るためにどの不利益を受け入れるかなど患者の価値観的な要素を勘案して処方が決まる。

　今後、薬効や副作用などの詳細なデータが、臨床の現場でさらに使いやすい形で電子カルテに内蔵されるものと考えられる。

　薬剤師が現在行っている機械的な調剤業務は、ロボット化される。薬剤師集団こそは、新しい職能への移行について、医師集団よりも危機感を持つべきである。

　患者が処方通りきちんと服薬しているかどうかは、医師の大きな関心事であるが、服薬管理には複数案がある。「服薬支援ロボ」や「IoTによる吸入器管理」などは、実用化に大きな問題は無い。錠剤に無線ICチップを埋め込み、患者が飲み込んだ薬を追跡、服薬状況をIoTで把握するのは、安全性の確保など実用化に向けて解決されるべき関門がある。薬剤師は、服薬指導に活路を見い出す必要があるかもしれない。

検索：① IoT 推進コンソーシアム
検索：② 服薬管理 IoT、デジタルメディスン
検索：③ 服薬支援ロボ
検索：④ IoT による吸入器管理
検索：⑤ 国立成育医療研究センター、小児と薬情報センター、ビッグデータ
検索：⑥ 済生会熊本病院、診療データ、ビッグデータ

[F] 患者の情報の共有について

　医療情報は、患者の健康を守り、命を救うために必要であるが、究極のプライバシー情報であるため、医療者は患者の医療に関する個人的な事情を知る立場にあっても、職務上知り得た情報として厳密な守秘義務が課せられている。これは信頼に基づく医療を行うための基本である。例外として、患者の確実な診断を求めて専門医に相談する時には、診断に必要な患者情報を伝えることができる。これは患者の利益にかなうという理由で、守秘義務に束縛されない。遠隔医療が可能なのも、この法的根拠による。

　また、自分の患者が、他の医療機関でどのような治療を受けているのかを知っておくのは、自分が担当する疾患の治療の効率化・安全に繋がり、患者の利益となる。また患者の介護をする時も、関係職員が患者の病状を把握しておく必要がある。特に地域連携で患者

の全体的なケアをする時には、患者情報の共有は必須であり、そのシステム基盤（アナログ、デジタル）は、各地で着々と築かれている。

> 検索：多職種医療支援システム「みんなのカルテ」

　このように医療人によって入力された患者情報は、インターネットを介し、クラウドや地域の特定のホストコンピュータ（おそらく病院内）に蓄えられ共有される。インフラ技術上の問題点は少ないが、この運営の課題（アクセス権と個人情報の漏えい防止策）は長期にわたる。誰がどの情報にアクセスするのを認めるのか、今後、患者のプライバシー保護と得られる利益とのバランスで決める必要がある。

　さらに人間の生体情報がウエアラブル機器で計測され、中央のコンピュータに送られて分析され、発症の予兆（バイタルサインや発汗、体温、皮膚伝導性の変化など）の検知など健康管理に役立てるシステムが構築される。また同じシステムを利用し、患者の服薬状況も同様に、医療者間で情報共有される。

　このように患者の情報は、医療者間で共有される基盤ができるが、時代の分岐点的なことは、これらの情報がAIによって分析され、最善と思われる判断が瞬時に関係者間で共有されることである。これは患者の個人的な利益であるが、さらに公衆衛生的な利益を目指して、この集積した良質なデータを疫学研究などに流用する基盤が構築される。すなわち患者の氏名を匿名化したり、統計処理など二次加工された後には、本人の同意なしに使用できる法的環境が整えば、"医療情報のハブ"として機能する。

> 検索：① ResearchKit、問診、病態把握　＜診察室以外でも身体の状態を診る＞
> 検索：② 健康・医療戦略推進本部、次世代医療ICT基盤協議会　＜医療情報のハブ＞
> 検索：③ 慈恵会医科大学、iPhone、iPad　＜院内に於ける情報の共有＞

参考：情報インフラが可能にする効果的な病診連携

　患者は便利で高度な医療サービスを求めている。つまり自宅から普段着のまま歩いて行ける医院で治療を便利に受けるが、精密検査や高度な治療は、必要になった時に設備の整った基幹病院へ行って受ける。この便利と高度の両立を実現するのが病診連携であり、日本中に広がりつつある。例えば、2016年に開院した京都岡本記念病院（次頁写真）は、二人主治医制として効果的な病診連携を実現している。

　この病院では、かかりつけ医である近医と、基幹病院である岡本病院の専門医、この2人が主治医になり、紹介入院の患者の治療に当たる。この病診連携が十分に機能するためには、医院と基幹病院の意思疎通が欠かせないが、これを解決しているのが医療情報イン

フラである。同病院では、かかりつけ医もまた当該患者の電子カルテを自施設から任意に閲覧できる仕組みを構築している。こうして患者は、入院前後だけでなく入院中も、かかりつけ医に見守られているという安心感で高度医療を受けられる。基幹病院の専門医は、患者の普段の状況を知り治療に役立てる。かかりつけ医は、患者の全臨床経過を理解して退院後の治療に役立てられるし、自分の勉強にもなる。これこそが患者、専門医、かかりつけ医の3者が win-win-win の地域チーム医療体制である。紙カルテ時代には考えられなかったような有機的、機能的な結合が ICT で具現化されている。

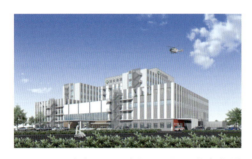

Walk-inの患者は正面玄関から入り、救急搬送の患者は左の赤いERに入る。ドクターヘリは屋上に着陸し、患者はエレベーターで救急室へ直行する。

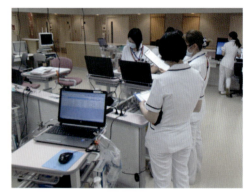

看護師は、移動可能なワゴンに載った電子カルテを利用する。院内のすべての活動は電子情報化で安全、安心、最大効率化される。

　近代病院の要件を満たすのに、患者の移動と医療情報の管理／利用に関する工夫は大きい。これで普段の便利な医療と、いざという時の高度な医療の両立ができる、

🏷 参照：序-1章

序章 3

医療の過去・現在・未来、激動の時代だからこそ人材育成に注目

岐阜大学名誉教授　兵庫医科大学客員教授　高橋優三

要　約

　人工知能が産業効率を最適にコントロールして引き起こされる第4次産業革命は、医療の世界にもおよび、現在の医療体制を激変させる。そして伝統的に医師が担っていた高度な医学判断も人工知能の役目に置き換わる。このような非連続的と表現すべき変化が起こってしまう時代を生き抜く医師の教育を、現在の医学部が担っている。しかしながら、その教育の主眼は、今現在の医療体制を支える医師に必要な能力付与であり、未来のあるべき医療を構築し、それを日々支える能力ではない。

　本稿では、まず医療や医師の役割を俯瞰し、これから導入される人工知能搭載機器やそれによる変化を考察する。それに立脚し、医師という職能集団がこれからも社会で必要とされるためには、若者の頭脳を硬直的にしやすい即戦力訓練よりも、時空を超えて個人的・社会的な変化に対応できる人材育成という意味で、柔軟性の有用性に注目する。

　さらに人工知能の普及で変わってしまう社会に於ける医師職能集団が果たすべき新たな役割を提案し、それを目指すリーダーシップの重要性や、現在の異端児を状況変化に備える保険と見なして共存する寛容性について言及する。

はじめに

　医療は、歴史的に、その時々の科学と社会状況に依存しつつ姿を変えてきた。いつの時代にも一般人が持っていない医療技術を持つ技術者の存在を必要としていたため、医師という職能集団が消え去ることはなかった。これまでの医療技術の変化は比較的最近まで徐々であったため、一人の医師が若いときに医療技術を身に着ければ、その技術で一生涯

にわたって活躍することも可能であった。

　しかし、第4次産業革命と称される変化が社会構造を揺るがす足音が聞こえる現在、医師集団も歴史的な転換点に立っている。近未来、人工知能（AI）が人間の知能を上回れば、医療の主導権が医師から離れAIを駆使する患者や地域社会に移り、世の中が医師という旧来の職能集団を必要とするのは、限定的になる。我々が想像さえしなかった世界へ、我々は一歩一歩近づいている。

　今現在、日本の医学部は極めて優秀な学生を集めて教育しているが、その教育主眼は、現在の医療に役立つ即戦力的な能力であり、AIが支配する時代の医療を担う能力ではない。時代が変わっても通用する能力とは何か？　今18～24歳の若者をどのように育てるべきか？　未来にも活躍できる医師を現在育成するためには、時空を超えて通用する柔軟性という能力に注目したい。

　本稿では、
　(1) 医療と医学教育の現状
　(2) これからの医療
　について論じ、
　(3) 変化に対応する人材教育
　の重要性を考える。

　本書の使い方として、
　(1) 医師：「今現在利用できるIT技術をどのように生かすか」の参考資料
　(2) 医学教育者：「今を生きつつ未来に備える人材教育」の参考資料
　(3) 医学生：「若き日に学んでおくことや、人生俯瞰」に気がつく
　(4) 医学部を目指す高校生：「ああ、こんな世の中が来るのだ～」と感じ、進路選択の参考になどに役立てていただければ幸いである。

(1) 今までの医療や医師、医学教育とは？

1-1 医療も医師の役割も、固定したものではなく、歴史と共に変遷を続けてきた

　ギリシャ時代の医聖ヒポクラテスがあまりにも有名であるためか、現在の姿の医師という職が、有史以来、綿々と続いてきたかのような印象を持ちやすいが、我々が知っているのは近代の西洋医師の姿であり、これは医療職である内科医（薬を扱っていた職）、外科医（手術をする職）、眼科医（眼鏡を扱っていた職）が合体してできた比較的新しい職能形態である。歯科や助産婦は、この合体に加わらなかった。

かつて「病気は神様が治す、金は医者が取る」と揶揄されるほど、医師がその腕前で治すのは限定的であり、基本的に自然治癒がほとんどであった。その後、治療薬、麻酔薬、消毒法、診断技術などの進歩に従い、医師が手を下して治せる疾患が多くなった。40 年ほど前からは、重病者を一般病床ではなく、集中治療室（ICU）で加療するなど、医師の技術が直接患者の生命に影響する高度医療の時代の到来となった。

　歴史的には、医師の守備範囲が広く、そして内容も深くなるにつれて医師だけでは賄いきれず、看護師、理学療法士、検査技師、放射線技師などの新しい職能が分化して仕事の分担が始まったが、医師を頂点とする医療体制はそのままであった。

BOX　分業 or セル化

　生物は生きるために栄養摂取、排泄、生殖、自己防衛、運動などを行う。単細胞生物はこの基本的な機能をひとつの細胞ですべてこなす。やがて多細胞生物に進化したが、この基本的な機能を、多くの細胞が役割分担（機能分化）して共同作業でこなす体制となった。医療に関しても、「医師が一人で全部こなす」から、分業の時代に入り現在に至っている。

　技術の革命的進化により、分業とは流れが逆の場合が生まれつつある。例えば本の出版はかなりの高等技術であり、著者だけではなく、編集者、植字工、印刷工、製本工など数多くの専門家の共同作業が必要であった。ところが、IT 機器が発達するにつれ、各種の専門家が順次不要となり、現在、極端なことを言うなら著者兼編集者兼版組を一人ですべて賄ってしまう単独作業化（セル化）が可能な時代に突入している。

　医療知識に関しては、医師が患者よりも圧倒的に優位であり続けた（医療資源の非対称性）。医師よりも医療知識がある患者は限定的であったが、インターネットが発達した現代になると、自分の病気に関しては、知識が医師よりも豊富な患者がごく普通に見られるようになった。ここに至って、「医師であり続けるために本質的に重要な能力とは何か？」と命題を突き付けられる時代の幕開けとなった。

　今後、医療の知識だけではなく、治療の判断においても AI に支援された患者は、医師と対等になる。医療に関して、医師と患者の非対称性の時代は終焉する。

参照：Ⅳ-5 章

1-2 一人の医師が診る専門領域は、固定されたものか？　変遷をする柔軟性があるのか？

　医師という職が、一人で治療の全部をカバーする職としてスタートしたため、現在に

至っても医師免許がカバーする診療範囲は広く、医師は自分が診療する専門領域を決めるのが一般的となっている。ところが、いったん選んだ診療の専門領域を、何らかの理由で数年後に変更することも珍しくない。そのキャリア変更がスムーズにできる人とできない人がいる。新しい専門に適応できない場合には、個人にとっても社会にとっても損失となる。例えば外科医として訓練を積み、一人前になった40歳くらいで持病のため手術を止めた場合、それまでの経験が無駄にならないような転職が望ましいが、必ずしも希望者全員が可能というわけではない。

　また本来の専門領域の診療の他、その周囲領域まで、広い範囲の診療が可能な医師もいる。このような境界領域の診療までカバーする医師の存在は、患者にとっても診療科のタライ回しに苦しむ可能性が低くなるし、社会的に見ても複数の専門医が診断に関与するよりも医療費の節減に繋がる可能性が有る。特に離島で診療している医師は、全科の領域を、ある程度まで診ざるを得ない。臨機応変、柔軟性のある思考と判断が必須である。

BOX　医師には臨機応変な判断能力や柔軟な思考が要求されている

　考慮に入れるべき要素が限定されている、つまり閉鎖系における思考は、比較的容易である。しかし、想定外の要素も飛び込むような開放系における思考は容易ではない。医療における判断は、半開放系か、開放系であり、医師には臨機応変な判断能力が要求されている。医師が判断に組み入れるべき要素について、起こる頻度、時間的緊急度、起こった時の影響度／結果の重大性など、バランスの取れた柔軟な思考が必要とされている。

　その逆に、自分の専門外の疾患を診ない医師もいる。自分が持つ有限の時間、労力などを自分の専門の特化に集中し、誇れるスキルを身に着けたい気持ちは、当然、尊重されるべきである。また、専門外は責任を持てないと感じるため、専門領域以外の疾患の診療を避ける方針も、尊重されるべきである。なぜなら個人の感性や感覚、価値観が尊重される異質共存の社会こそ、一見無駄に見えても、結局は社会としての活力が維持されるはずだ。

BOX　極論で考えてみると・・・

(1) 専門から離れた領域も診る医師ばかりになった時、市中の医療はどうなるのか？
(2) 専門領域しか診ない医師ばかりになった時、市中の医療はどうなるのか？

参照：II-1章

1-3 柔軟性は、先天性？ 後天性？ 柔軟性を育成する教育は？

ここで考えたいのは、診ないのか、診られないのか、診る義務が無いのか、そのような議論は横に置き、キャリアの変更ができる医師や専門以外の疾患も診られる医師は、そうでない医師と「どこが異なるのか？ 柔軟性の違いなのか？」である。

医学教育者にとって、個々の医学生の能力の特性の判定はおろそかにはできない。その学生のタイプ（特に応用性や柔軟性）から判断して、目指すべきが専門店（自分の専門領域でのスーパードクター）か百貨店（総合医、家庭医）か、進路指導に重要であるからだ。また、これは一度専門性を持った医師がキャリア変更をする時の成否にも通じることである。

またそのような柔軟性が天賦のものなのか？ それとも教育で後天的に変化するものなのか？ もし後者であるなら、医学教育の立案にも考慮すべき、重要事項である。

> **BOX　医師には賞味期限というものがある**
>
> 最短で医師となると24歳。数年間は無我夢中で修業すべき期間が必要。この時期、医師は急激に成長するが、英語ではresident（住み込み医）と呼ぶ。病院の中に住み込み24時間体制で訓練を受けるのが効果的という考えである。30歳くらいになると、一人前に仕事ができる。35歳くらいになると、周囲からの全幅の信頼を得るレベルに到達する。
>
> 興味深いことに、成長が止まるレベルが個人によって異なる。residentレベル、30歳くらいのレベル、35歳くらいのレベル。一人前になってもさらに成長し、輝ける星になる医師もいる。
>
> 時期の早晩に過ぎないのかもしれないが、医師には賞味期限がある。成長が止まり、さらなる新しい医療の進歩に追い付いて行けなくなる原因は何か？ 加齢による体力・気力・判断力・記憶力の低下なのか？ 賞味期限が長いのは、本人の特質なのか？ 受けた教育によるものなのか？

> **BOX　職人技の凄さと怖さ**
>
> ある手術技が飛び抜けてうまい医師がいるとする。おそらく本人の先天的な基礎能力、適材適所、凝り性、不断の努力、良い指導者に恵まれた、巡り合わせの運、などの結果であろう。そして多くの患者が恩恵にあずかるであろう。これは素晴らしい進路選択である。大いに推奨されるべきである。
>
> しかしその反面、本人にとって怖いのは医学の進歩と共に、その手術技が不必要になった場合である。もし、その外科医としての成功の主因が、没頭型の性格による圧倒的な集中（いわば凝り性）の結果であるなら、その医師はひとつのことをやり始

たら、他のことが目に入らないタイプかもしれず、中年になってから他方面への転身は容易ではない。

1-4 医師を育てる医学教育は、国により異なり時代により変遷する

　現在の世界の医療の主流は、近代分析科学を基礎にした西洋医学であるが、そもそも医療は世界各地で独自的に発生したため、どのような医療が行われているか、国による地域差があり、医師に求められる能力も異なる。医学教育も医師免許の交付も、それぞれの国における行政業務のひとつであり、絶対的な国際基準はない。

　参照：Ⅳ-5章

　日本の医学教育は、高校卒業後6年の教育課程であり、学部教育扱い、卒業生は学士である。アメリカでは大学卒業後4年間の教育課程であり、大学院扱いとなる。日米の差は、日本の場合、医学部では主に医科学を教え、医療技術は、医師になってから身に着ける、との考えが根本にある。アメリカの場合は、科学者として育った学士に対して、大学院で医師という職業人育成教育を施す、という考えである。

　日本の医学部で教えるべき内容は、つい最近まで、文部科学省の設置基準で必要な講座（解剖学、生理学、病理学、微生物学、公衆衛生学、内科、外科、小児科、産婦人科・・・）などが決まっており、全国80の医学部のカリキュラムはほぼ同じであった。この硬直体制では、激変する医療を担う医師の養成に困難が生じ、文部科学省は医学部の設置基準の大綱化、つまり、最低限教える内容（コアカリキュラム）は決めるが、あとはご自由に、となった。これを機会に日本全国の医学教育改革は一気に進み、全国80の医学部で80種類のカリキュラムが行われるようになった（多様化）。

　検索：モデル・コア・カリキュラム、医学教育

　21世紀になってから本格化した日本の医学教育改革の考え方の基本は、卒業した時点である程度の臨床技能があり、なおかつ生涯にわたって学習し成長する能力の付与である。つまり即戦力と柔軟性の両立である。この立案を担った教員は医療の大きな進歩を体験した世代なので、現在通用する技能も大事であるが、刻々と進歩を遂げる医療にキャッチアップする能力も大切であることを痛感していたものと思われる。

BOX　日本の医学部のカリキュラム

過去（画一的）

教養（進学）課程　1～2年次：一般の理系学部に近似。ドイツ語必修かも。
基礎医学課程　3年次：解剖学、生理学、生化学
基礎医学課程　4年次：病理学、細菌学、薬理学、衛生学、内科診断学など
臨床医学課程　5～6年次：内科学、外科学、小児科学、産婦人科学、精神科学、放射線科学、泌尿器科学、皮膚科学、整形外科学、麻酔科学、臨床検査医学、公衆衛生学など。臨床実習は、ポリクリと呼ばれ、各臨床科を1～2週単位でローテイトし、見学型で実技を学ぶ。

現在（多様化）

共通教育：一般の理系学部に近似。1年程度に短縮されつつある。入学時から、医学総論、医療初期体験実習、医療コミュニケーションなどが開始される場合が多い。
専門課程：習う内容は、モデル・コア・カリキュラムとして発表されている。これを各大学が2/3の時間を使って、独自の方法で教える。カリキュラムは、旧来の科目（解剖学、生理学、内科学、外科学など）を踏襲している場合もあるが、大学独自の考えで、テーマ毎にコース（人体構造、生理機能、感染と生体防御、消化器、循環器、運動器など）として統合されている場合もある。残りの1/3の時間を使って各大学は、独自の内容を教える。

　病院での臨床実習は大学病院のみならず地域の病院でも行われ、student doctor（準主治医）としての臨床参加型（クリニカル・クラークシップ）である。そのための資格としてCBT（医学知識をみる）とOSCE（簡単な実技をみる）に合格しておく必要がある。各臨床科を平等にローテートする例もあるし、特定の科を学生が選択して重点的に実習を行う例もある。臨床実習の時間は増加の傾向にある。また、海外の教育病院での臨床実習を推進している大学もある。

　国際認証は、個々の医学部の教育の質を担保する目的で行われ、日本の医学部の場合、大きな問題は無いが参加型の臨床実習の時間の確保が課題である。

BOX　医学部教育の目標

　医学部の6年間で、どのような人材を育てるべきか、総論は似ているが各論になると、考え方はさまざまである。それが日本の医学部教育の多様性に繋がる。年間1万人に近い医学生を単一の考えで育成するよりは、はるかに妥当な安全策である。

　新しい医学研究を切り開くことを主眼とする教育を打ち出す医学部（研究能重視）

から、地域で尊敬される開業医の育成を掲げる医学部（臨床技能重視）まで、幅が広い。大部分の医学部は、その中間に広がって位置している。

医科学（medical science）を重視する考えは、国際的なリーダー研究者（scientist）の育成と、そこまでなれなくとも医科学に基づく診療をする（science consumer）医師になることを期待していると思われる。基礎的な医科学をしっかり身に着けておけば、表面的な医療技術が変化しても、十分にキャッチアップできるとの考えである。

医療技術を重視する考えは、医師本来の役割を省みた結果に由来する。国民の付託を受けた医育機関として臨床能力（患者の心を理解する人間性、社会性も含めて）を持つ医師を育てるべきであり、できれば卒業した時点で即戦力になるレベル、との考えである。卒業後の医療の変化への対応は医師になってからの生涯学習に期待する。

参照：Ⅳ-1章、Ⅳ-2章

(2) これからの医療の姿　近未来予測

2-1 診断や治療をするのにソフトとハードの基盤がある。このインフラがAIの本格普及で、様変わりする

医療における重要な仕事は、患者の状態に関する情報の収集と分析、判断、治療であるが、これは基本的に人間の能力（ソフト）で行われてきた。近代になって、種々の医療器具（ハード）が導入されたが、それは医師の手足の代わりであり、医師の完全なコントロール下にあった。近未来的にはAIの発展により、この体制は量的にも質的にも変化し、医師が主導権を握るのは限定的になることが予想される。

検索：人工知能ホワイトジャック

このような医療の長足の進歩に合わせて医学教育をどのように変革するかで問題となるのは、AI技術の発達の時間的な見通しである。人間医師よりもAIに任せた方が良い仕事に関しては、習熟のための時間を、若い貴重な時期にとる必要性は低い。おそらく"医学全体を学ぶために、一時期、経験したことがある"程度の教育的位置づけになるであろう。電卓が普及してから、筆算を小学校でどのように教えるかの議論に似たところがある。

しかしあまりにも時代の先読みをし過ぎて、あれもこれも「医師の手から外れるであろう」技能と考えて即物的な医療技術をおろそかにした医学教育をすると、「口は評論家、手は素人」になりかねない。逆にあまりにも即物的な医療技術に重点を置きすぎると、若

者の頭脳の柔軟性の維持を犠牲にする傾向が強くなる。そうなると、およそ、いつ頃に、どの程度のAI技術が実用的に普及するかの時期的な予測が重要性であり、それに合わせて医学教育の再デザインが必要となる。

　どのような技術が出現するかは予測できても、それが社会に広く受け入れられて使われるようになるのは別問題であり、普及の時期の予測は困難である。特に医療界は、倫理面の束縛や安全性への配慮の要素が大きいため、新技術の導入がコンセンサスを得るのは容易ではなく時間がかかるのが一般的である。しかし公的認可を待ちきれず、ベンチャー企業の中には、医療以外の名目で医療に流用できる製品を市場に出す知恵者がいても不思議ではない。こうして普及の時期予測はますます困難となる。

> **BOX　新しいインフラ機器　＜ウエアラブル端末であることが強み＞**
> **聴診**：スマホ連結の聴診器で聞こえる音（心音、呼吸音など）を人工知能が分析、診断をする。
> **視診**：スマホやビデオカメラで撮影し、画像を人工知能が分析、診断をする。
> **画像診断**：レントゲンや超音波などの画像を人工知能が分析、診断をする。
> **電子カルテ**：患者情報さえ入力されたら、医師が行うべき高度な思考・診断を人工知能が行う。
> **服薬指導**：医師が処方した薬を患者がきちんと服用しているか否かを、IoTで自動チェックする（デジタルメディスン）。

参照：Ⅰ-1章、Ⅳ-2章、Ⅳ-4章

2-2 病院内は、AIによる完全制御空間、になる

　現在、一般病床に入院の患者に関する医療情報の収集は、医師や看護師の定期的な回診、巡視時における問診、血圧・脈拍、体温測定などが主である。ICU（Intensive Care Unit）などの場合には、各種のモニターが設置され、患者のバイタルサイン情報が収集され、医師や看護師が定期的に、またはアラームが鳴った時に判断する。このような情報収集体制で患者の治療や、急変時の対応がなされるが、若干のタイムラグは不可避である。また「微弱ではあるが重篤な病態の兆候」を検知するには、担当の医療職の能力に依存せねばならないため、認識し反応する時期に、若干のばらつきがある。

　近未来的には、患者のバイタルサイン（体温、脈拍、呼吸数、酸素飽和度、発汗、尿量）などは、患者の肌に接するセンサのみならず非接触センサにより、リアルタイムで集められ、AIにより自動分析される。このようにして患者毎に多種多様、時間と共に変化する膨大な

情報が、知的に高度な判断がなされ、個別性の高い治療が正確、迅速になされる。

参照：序-1章

> **BOX　医療チームが患者の情報を共有するための新しいインフラ機器**
>
> 　現在、医療は医師一人で行うのではなく、院内では多職種によるチーム医療が原則である。そのため患者の情報の共有が必須である。その情報は、紙ベースのアナログからデジタルに置き換わりつつある。
>
> 　この電子情報を発するのは電子カルテ、すべての医療機器、医療人が業務上使うスマホやタブレット、事務機器、患者の状態を把握する計測装置、服用すべき薬など、多種類そして無数。患者の状態を示す指標としては、心電図、脈拍、血圧、呼吸数、体温、血糖値、酸素飽和度、心臓の血流量など、研究開発が進展しどんどん増えているが、さらなる普及のためには測定装置がウエアラブルになるのが重要な点である。また警報（alarm、alert）だけなら、近似値を示す測定能力で十分に使い物になる。
>
> 　患者情報を閲覧するには、スマホ、タブレット、HMD (Head Mount Display)、デスクトップ、医療機器に内蔵などが考えられる。端末がウエアラブルになるのが、利用を飛躍させる重要な点となる。ソフトの面では、患者の秘密を守りつつ、日常業務に使い勝手の良いプログラムが開発される。
>
> 　インターネットは既存のシステムを使用し、ホストコンピュータは、医療機関が設置するかクラウドを利用するかになるであろう。

2-3 患者一人ひとりに AI 主治医が張りつくような状態になる

　医師が患者を加療していて念頭に置くべき重要なことは、「この患者は、どのくらい目を離せるか？」の推定である。患者に「ああなったら、この頓服をのみなさい。こうなったら、すぐ受診しなさい」と説明をするが、もし 30 日間、目を離しても大丈夫な慢性病なら 30 日間処方をする。「どうも診断に自信が無い。1 週間後にもう一度診察しておいた方が安全だ」と思えば、1 週間後の再診を患者に勧める。状態の変動が激しく、しかもタイミングを逸すると危険な状況では、入院で、常時監視下に置く。

　「医師が患者をどのくらいの頻度で診察すべきか」はとても重要である。もし患者のバイタルサインを常に収集し、その分析で危険状況が察知された場合に、警報が医師に知らされるインフラがあるなら、主治医が 24 時間付き添ってくれる環境ができ、日常生活を保ったままの闘病が可能になる。

　バイタルサインを計測するのに、装置が患者の体に接触するより、患者の肌から離れた

ウエアラブル末端から情報を集める方が、患者の日常生活の邪魔にならず、望ましい。例えば心臓の血流量を測るのも、そのパラメーターを非侵襲的に測る機器も開発されている。

薬の服薬管理も IoT で可能となる。インシュリンや経口血糖降下剤、降圧剤なども、服薬状況が厳密に管理できて、よりきめ細やかな治療が可能となる。

患者の状況を刻々と伝える IoT と診断能力を持つ AI の組み合わせにより、患者一人ひとりに主治医が 24 時間張りつくのと同様の状況になる。

検索：① MRT のポケットドクター
検索：② メドレーの CLINICS
検索：③ 医療法人社団「ナイズ」

BOX　患者は医師の処方の通り服薬しているとは限らない

コンプライアンス：患者が医師の指示通りに服薬すること
アドヒアランス：患者が自ら必要性を理解して服薬すること
　薬の飲み忘れは誰にでもある。その頻度が多いか少ないか、重要な薬を飲み忘れていないか？が問題となる。また、患者が服用回数を間違える場合もある。さらに、患者が好みの薬を選んで服用する場合もある。それゆえ、臨床医にとって上記の概念が関心事となる。

2-4 地域医療が拡充されるので、自宅で普通に生活しつつ医療を継続できる

加療する場合の最終目標は、「患者が病気になっても自分本来の生活を継続する、これを手伝う」ことかもしれない。そのためには、検査や治療を理由に患者を病院に縛りつけて患者の日常生活を制限する結果になるのは避けたい。近未来的には、病院が医療の独擅場で、かつ医療が病院内で完結する時代は終焉する。おそらく患者が日常生活を不自由無しに行いつつ治療できる体制が構築される。従来の医師の役割を AI が担い、患者がかなりのレベルまで自己治療ができる段階に発達するが、その状態になっても医療の媒介者が必要なはずである。その役割のかなりの部分を多職種連携医療で、医師以外の職種が担い、患者が日常生活を送れる地域医療体制が構築される。

参照：序-1 章

つまり医療の担い手が大きく変化する。かくして、患者が日常生活をしつつ闘病する、暮らしの中の治療が可能になる。また最高の医療は、予防である。この予防は、個人レベ

ルと集団レベルで行われる。加療のために構築された地域医療の体制が、予防のために流用できることは言うまでもない。2016年の現在でも、その傾向にあるが、今後さらに顕著となり、現在の状況なら通院しているほとんどの患者が、脱病院での治療になるであろう。

　この時、地域における多職種連携医療を効果的にするのは、IoTで医療情報を共有化する基盤である。すなわち、患者が必要とする医療を患者の動線に沿って提供することが大切であり、そのための患者情報を関係する医療職の間で共有する仕組みが求められる。情報の共有のネットワークは、通信網というハードだけではなく、専門が互いに異なる多職種が理解できるように、専門用語を越えた共通言語というソフトも必要である。

　なお、地域の中での多職種によるチーム医療の実施には、医療イコール医師という時代が長く続いたため、医師の意識改革が必要である。チームの中で個人が最大限の力を発揮し、医療チームとしての機能を高めるためには、おそらく医師にはチームリーダーとしての資質獲得がソフト的に必須である。

検索：チームコーチング、リーダー

参照：Ⅱ-3章、Ⅲ-1章、Ⅲ-2章、Ⅲ-3章、Ⅲ-4章、Ⅲ-5章

BOX　医療の姿：病気に負けない生き方を支援

　なぜ医療をするのか？　歴史的に医療のスタートが、目前の患者の怪我や病からの救済であったため、医療をする理由は明白であった。しかし医療の進歩につれて、治るか死ぬかの2者選択ではなく、慢性病として人が病気と共存して生きる例が多くなった。こうなると、医療の目的の再定義が求められるようになった。

　加齢や病気の進行によって身体機能は変化しても、患者は自分らしい生き方を選択し、自分が決めた生き方が邪魔されないように、それを薬剤や医療器具で補う。いよいよ身体的に困難になっても、残された機能で、自分らしい生き方へ、さらに自己変貌する。

　「病院内で治るか死ぬかの戦いをするのが医療」の時代は、終焉しつつある。

2-5 遠隔医療が実用レベルに達する。これで患者は地球の裏側にいても医療を受けられる

　遠隔医療を可能にするインフラは、離島をはじめとする僻地医療に必須であるのみならず、医療資源に恵まれている都会においても便利で高度な医療を可能にする方法としてニーズが有る。今後のソーシャルホスピタル構想も、根本技術は遠隔医療である。

ただし、これを普及させるためには、まず対面診察を前提とした現在の法律（無診察診療を禁止した医師法）の解釈（2016年現在、初診は対面診察であるべき、とされている）を、遠隔医療が全面的に可能なように整備する必要がある。

検索：医政医発0318第6号、遠隔医療

ハード面では、ブロードバンドのインフラ整備が遠隔医療普及の決め手となる。高画質の動画（8K）やハプチックの出力装置の出現で、まるで相手が横にいるような気配を感じつつ、患者や医師と遠隔コミュニケーションを取ることが可能となり、不自然さが無くなる。もちろん画像の高解像力は、実際に患者を対面診察しているのと同等の臨場感を醸し出すし、検査の画像も現場で見るのと同等である。利用者の「大丈夫かな？」感は、解消される。

検索：ポートメディカル

内視鏡や超音波の診断装置は、タブレット／スマホと結合し、携帯性ばかりではなく、画像の質が向上し、なおかつ専門医の元へ動画で、リアルタイムで送られるため、または人工知能で自動診断されるため、患者は専門医のいる場所で診察を受ける理由がなくなる。

検索：タブレット型超音波、SonoSite iViz

このようなインフラさえ整備されれば、症例のコンサルタントは、時間と距離を選ばなくなり、専門医と家庭医で築く「病診連携」は、地域内だけでなく、一気に広がる。たとえ離島や僻地であろうが、患者と直接接する医療機関に"媒介者"（例、第一線医、コメディカル）さえいれば、高度な医療を受けられる体制が整う。tele-ICUも可能である。

こうした専門医と遠隔の媒介者との共同作業で構築する医療供給体制は、高額な医療機器（使用頻度が少ないが診断に必要な情報が得られる）の地理的配置も合理的なものになる。なお、こうして症例をコンサルトする毎に、その患者データはビッグデータに追加されるという自己増殖に近い形になり、AIと人知との能力差は、開く一方となる。

検索：tele-ICU

参照：Ⅱ-1章

2-6 人間医師は新たな役割を模索せねばならない

AIが発達すれば人間の役割は、人間でないとできない仕事に特化する、これは万人が考える結論であろう。特に、個人の趣味ではなく経済ベースで行われる日常医療に関して

は、機械でできることは可及的に機械に任せて、高度医療であっても多くの患者が安い費用で受けられるように、最大効率化を図る必要がある。

BOX　脳の機能の得手と苦手

人間の脳は、単純作業の繰り返し用に使うのは・・・

　そもそも人間の脳が大きく機能改善し発達したのは、情報不足でも何らかの結論を出せるような仕組みを得たからである。同時に創造性にも適した脳の獲得にも繋がったが、そのトレードオフとして正確無比が要求される単純作業の繰り返しは苦手になった。この辺の事情は、コンピュータと真逆である。大量生産の時代になっても、単純作業を正確無比に繰り返す仕事も人間に任せたが、これは人間の脳の使い道としては、短所を抱え込んだまま長所も生かさないという意味で、不適切と言わざるを得ない。

人間の脳は、判断能力に優れているが、時にオーバーフローも・・・

　医療の現場では医療職は、多くの患者を診察している。患者一人ひとりの状態は同じではなく、病状や個人差で異なるし、その病状も時間によって進展する。そして、ある患者は急変する。過去形の情報で判断するのは、簡単である。しかし現在進行形の情報で、人間の命に左右する判断をするのは、あまりにも難しい。この困難な作業を毎日、担当者の体調に関係なく、黙々とこなしているのが医療の現場の現実である。これは判断能力が優れた人間の脳に依存した作業である。しかしそろそろ限界が見えて来た。知的作業量が多すぎて、いわゆるオーバーフローの状態が、時折、発生する。

人工知能は、騙し絵を見破れるのか？

　「騙し絵」と「画像」で Google 検索をしていただきたい。世の中には数多くの騙し絵がある。例えば「水の流れが上から下へ自然のようでもあるが、永久に流れるようでもあり、どうも変だ」、というのもある。人間は、このトリックを見破る。人工知能には、その能力があるのだろうか？

　では、何が人間医師でないとできない仕事なのか？　これは人生観の根源的な問いである。ややこしいことに、AI の発達によって、その線引きの位置もずれることが予想される。
　まず何かを作るとか手術をするような「手仕事」と、思考のような「頭脳仕事」の2つに分けて考えたい。メスで切った後の自動縫合機のように手術の一部を人間に代わって行うことは可能である。また、"ダビンチ"のように手術支援として人間の手先の作業を機械が補助するのも可能である。これらの部分ロボットはこれから大いに進歩し、手先が少々不器用な医師も、名人並みにうまい手術ができるようになるであろう。しかし AI が

全身麻酔をかけて開腹や開胸手術を全自動でするのは、実現の見通しが無いほど困難であり、やはり人間外科医が必要の時代は、これからも続く。

一方、頭脳仕事では、例えば多くの情報に基づく診断は、近々、人間の知的能力を圧倒するAIの独壇場になるであろう。

診断のような判断や治療の候補を挙げることに関してはAIに任せるとしても、どの治療を選択するかの決断に関しては、AIに任せられない。つまり人間医師の仕事とAI医師の仕事の分水嶺は、「決断」である。決断と判断は異なる。

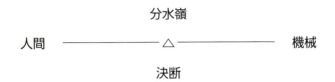

人が決断をためらうのは、責任を取る、つまり自己が失うものがある、からである。大人の人間には自己の確立がなされており（その結果、自分の立場、面子、利益などの概念が生じる）、判断から決断へ乗り越えるべき壁は、責任と苦痛が担保になっている。もしAIが人格を持ち、自己の一部を失う苦痛に感じたら、または責任を取れる状況にまで発達した段階で・・・かなりSF的であるが・・・人間と機械の仕事の分水嶺は不明瞭となる。この段階では、もはや信頼とか尊重とか、人間同士の社会性で使われる価値観の出番かもしれない。

参照：Ⅱ-2章、Ⅱ-3章、Ⅲ-3章

BOX　英断か蛮勇か

周囲の人から全幅の信頼を集める人物とは、自己を確立しており、それゆえ自分の言動に責任を取る人である。時に、周囲が驚くような思い切った決断もするが、それは英断とも呼ばれる。俗に蛮勇と呼ばれるのは、自己確立が無い人物がランダムに判断し、本当に大丈夫か確信が持てないままの決断である。人工知能が意外な決断を下した時、それは英断なのか、それとも蛮勇なのか？

BOX　人工知能時代、人類にとっての利益と不安

人工知能の発達で医療が便利／高度／安価になるのは、高度医療が国民全体に遍く利用される結果に繋がり大きな利益であるが、人工知能が人間の支配から外れ uncontrollable になった時の不安も語られている。この変換点は機械が自己の確立する時期とも言われるが、そのSF的な時期が来る以前に、人工知能が扱う情報量の多さと判断の高さで人智が及ばなくなった時点で、人は不安を感じるかもしれない。実際、グーグルのAIが碁の勝負で人間に勝った時、さまざまな戸惑いが広がった。

現世を生きる我々人類は、地球規模の天地異変や感染症など、その当時の人々には神の怒りと信じたくなるような恐怖を切り抜けて来た人々の子孫であるが、生存を継続できたのは人々の知恵や遺伝子の多様性の賜物であった。その知恵に関しても人類を上回るかもしれない人工知能の異様な発達は、別種類の恐怖と感じ取られているのであろう。

2-7 医師と患者の関係は、どのように変化するのか？　医師の優位性は継続するのか？　しないのなら、医師がどのように役割を変えるのか？　また、患者とどのような新関係を築くのか？

前述の如く歴史的に、患者よりも医師の方が圧倒的に多い知識と技能を持ち、医師はドクターと呼ばれて敬意を表されてきた。その結果、医療は医師によるパターナリズムになる傾向が強かった。ところが、患者の意識の高まり、知的レベルの向上、患者よりも優位な立場が徐々に崩れ始めた。このため治療について、医師の独走・独断で決めるのではなく、インフォームドコンセントを得て決める時代に移行しつつある。

🏷 参照：Ⅳ-5章

AIの発達で、患者本人が自分の病気を見渡せる状況となり、知識の非対称性は無くなると、「健康管理の主体者は誰？」、「治療に関する意志決定者は誰？」が問われる時代が来る。すなわち、かつて医療が自助共助であった時代から、医師が医療を担う時代を経て今日に至り、再度、自助の時代に回帰する可能性がある。そのような時代にあって、人間医師が存在する場合、医師と患者の関係とは、どのようなものであろうか？

まず根本的に、医師－患者関係では、信頼が最重要である。信頼が構築できなければ、治るべき病気も治らない。「患者が自分の命を預ける気になるのかならないのか」を患者に決断させるのは、医師が患者から尊敬されるなど、医師の人格・品格・能力次第と言える。では医師が尊敬され続けるために、昔は知識と権威、現代は知識、科学者であること、人格者であること、などが源であった。これからの時代は、何が患者から信頼を得る源になるであろうか？　もし信頼関係なしで、厳密な法律に基づいて診察や治療をする医療文化が出現した場合には、医師と患者、誰が幸福になるのであろうか。

> **BOX　世の中、信頼で成り立っている**
>
> 「鉄道に乗る」、「飛行機に乗る」においても信頼関係が必要である。商品も、同じである。いわゆるブランドとは、会社が消費者に約束した品質保証への信頼で成り立つ。人工知能がいくら発達しても、社会活動においては信頼関係の構築が大前提のままである。
>
> その信頼関係の構築の素地は、かつての知識・技術の優位性や権威性であったが、今、その伝統的に絶対的であった効力が揺るぐ時代の到来となった。

　AIが発達しても、当面、高度な手術や検査に関しては熟練した人間医師の出番が続く。しかしそれ以外でニーズが有ると思われる業務のひとつは、医療データに詳しい相談者の役割（セカンドオピニオン）である。このセカンドオピニオンに信頼性を持たせる源泉は何か？　これを考えるのに例えば、経営コンサルタント、易者、競馬場の予想屋、など他職種の発言の信頼性を、人々はどのように捉えているのかが参考になる。

　医師が信頼性を継続するのは、AI優位の時代、容易ではない。

(3) 適応能力を育てる医学教育

3-1 医学教育を変えてしまうウエアラブル機器

　人類は、道具作りと利用の名人である。鳥のように空を飛び、豹よりも早く地上を走る道具を作ってしまった。知識の利用に関しても、道具の利用はめざましい。過去30年ほどの間は、パーソナルコンピュータの発達で我々の知識生活は革命的な変化を遂げ、誰でも基礎能力にかかわらず、プロやベテラン並みのパフォーマンスをしてしまう時代になったが、これは書類や資料作りなど机に座って行う仕事に関してであった。iPad、スマホなどのウエアラブル端末の出現は、時と場所を選ばずに、つまり机の前という制約から外れ、コンピュータの利用をあらゆる仕事場面へ拡大する。このことは、道具としてのコンピュータの価値を量的だけでなく、むしろ質的に変えようとしている。

　現在、医療で使われる知識補助の有力な道具のひとつは、タブレット端末であろう。これは、双方向性、大量・安価・マルチメディアの情報に優れ、しかも携帯性が良い。これにより、人間が不得意の仕事もAIが補ってくれる素地ができた。数字の記憶力が悪い人、画像の理解が悪い人、立体認識が悪い人、医療の世界にはさまざまな基礎能力の人材が入って来るが、もう個人的な基礎能力不足があっても、それをタブレット内蔵のプログラムの利用で補完できる。すでに日常の過酷な現場でもタブレットの利用が始まり、新人がベテ

ラン並の業務をこなしている例が散見される。

> 検索：Minds モバイル

　もちろん、新しい技術が出現しても、旧来の訓練を受けた人が新環境に適応するのに、タブレットが役立つ。仕事と学習の一体化である。その意味で技術的革新の速い医療の世界にとって、タブレットは救世主的でもある。一人の医療技術者を育てるのに社会が投資する資源を考えると、人材の再訓練・再配置を容易にする仕組みは社会的な要請である。

> 参照：Ⅰ-3章

　電子端末は、現在レベルの技術でも学生の学習効率を大幅に改善できる。例えば慶應義塾大学などの医学部では学生にiPadを配布し、電子媒体の強みの利用で学生主体の勉学ができる環境の構築を目指している。電子教科書の利用に関する試みは全国的に広がりつつある。

> 検索：医学部、電子教科書、iPad

　双方向教育、テーラーメードの個別教育は、いずれも以前より切望されていたが、教育資源（人、予算、地理）的な制約のために、適応になる全員に行きわたることが困難であった。AIと通信機器の発達で、"適切な能力を、適切な発達時期に、個別に開発する"教育基盤ができている。
　患者の診察、検査、治療に関する経時的な膨大な医療情報も、貴重な教育資源であるが、これも教育的に加工されたものが、安価に、いつでも、どこからでもアクセスできる時代が到来しつつある。
　あと残された課題は、人との触れ合いによる教育機会の確保である。人は人と接して人となる。教育の機械化が進めば進むほど、手本になるような教員と共通の時間を持つことの重要性が再認識されるはずである。

> 参照：Ⅳ-3章

3-2 新しい環境へ適応する能力を育てる医学部教育

　そもそも教育とは、「集団の中で生きるための常識を教える」に成りがちである。子どもは常識にとらわれない発想をするが、大抵は「何を馬鹿げたことを！」と大人によって否定され、新発想に基づく芽は潰される。これを繰り返すうちに新発想を自ら口に出さなくなる

し、また身体的成長と共に大人の脳へ移行し、革命的な新発想ができなくなる。極論的に言い換えるなら、子どもは、現在の世界を生きる能力を得て、新しい世界を創る能力を失う。

　教える側から言うと、「まったく新しい発想ができる能力を温存したまま教育したい」と言うが、これは難しい。特に医師の場合、新しい世界を創る能力を2度にわたって失う機会がある。①入試と ②記憶万能の医学教育の2つである。医学部の入試の時、入試に向けての受験勉強で、能力が入試用に特化してしまっている人材を選ぶ結果になってしまう。そして医学部に入ると、医学に特化した能力開発が行なわれる。解剖の名前、化学物質名、薬名、病名など、理論よりも名前の記憶が重要な勉強が多い。4年あまりの医学の専門教育で結局、思考する癖を無くしてしまう、つまり記憶だけで世の中を渡っていく癖がついてしまう。自分が直面する問題を知識の力だけで解決できると信じ込んでしまうので、これでは新しいことを思いつく能力は、霧散してしまう。その結果、変化への対応さえ、覚束ないものになる。

　さらに医師になってしまうと、苦労して身に着けた知識と技術なので、世の中が変わっても、それを捨てて新しい環境へ適応しようと試みるのは、なかなか期待しにくいのが現実だ。

参照：Ⅳ-1章、Ⅳ-2章、Ⅲ-1章

BOX　学校教育で得るもの、失うもの

世の中を生きていくための具体的な能力を**得る** ⇒ 能力特化の方向へ進む。
まったく新しいことを発想する能力を**失う** ⇒ 段々、常識的な思考の頭脳に収斂する。

BOX　結局、入試では、どのような能力をみる結果になっているのか？

知識量：入試の作問が簡単。どうしても、知識を問う問題が多くなる。
具象思考能力：生物学、化学など。具体例を出して考えさせる問題も出題しやすい。
抽象思考能力：数学、物理学などで涵養される。解答の仕方がパターン化しているので、抽象思考能力よりも、むしろ受験技術で十分との意見もある。
文章読解能力：入試問題は日本語で書かれているので、問題文を読み解く能力もみているはず。
自己管理能力：これだけの競争に打ち勝つ受験勉強を長年続けたのだから、自己管理能力に優れているはず。
受験技術：出題のパターンや傾向は、大抵大筋で同じ。この対策を練れば、つまり解答のコツを覚えれば、本来の実力以上の点を取れる。

では、変革能力のある医師を育てる医師育成の教育は、あり得るのだろうか？　これを考えるのに、新しい世界への適応能力の源泉は何か？　をはっきりさせる必要がある。

医学の新しい分野を開拓するときに役に立つのは、新しいもの好きというような性格のほかに、能力としては、①科学者としての才能と、②教養である。

科学的な知識さえ身に着けておけば、表面的な作業や業務が大きく変化したとしても、その深層を支える技術の変化は少なく、さらにその深層の科学に大幅な変化は少ないはずであるので、時代の流れへのキャッチアップに困難が少ない。また論理的な思考能力、critical thinking、統計学などの科学リテラシーなどを身に着けておけば、科学の新変化にも対応が可能である。

教養は、残念ながら習った時にはその意義が湧きにくい。ゆえに通常、学ぶ気が起きにくい。しかし後年、必要になった時に初めて、教養の存在意義に気がつく。特に医師という職業に就いてから自らのアイデンティティを失いかけ、五里霧中になった時、自分の進むべき新しい進路を見つけ活路を切り拓くのには、若いときに身に着けた教養が役立つ。

医学として多大な量の知識を学ぶ必要があるが、期間が6年に限定された教育であるので、最低限求められた即戦力をAI使用の医療で賄い、それによって生み出された時間を、教養、医科学、科学リテラシー、向上心の涵養、などに当てがい、変化に対応する能力開発に利用することができる。

また、人間には応用能力があるので、医学のすべてを経験し学ぶ必要はない。森羅万象共通の所があるので、一芸を学んで多芸に秀でることは確かである。

BOX　成人になっても変革が可能の人が持っている条件とは？

1) 能力：教養に優れ、学問体系を身に着けている。
2) 性格：新しい物を受け入れる性格に恵まれ、向上心が高い。
3) 環境：住んでいる環境が新しい物を受け入れる文化や、異質の存在を許容する文化を持つ。

BOX　抽象的思考が大切

医療は日々、具体的な作業ばかりであるが、高度な医療を能率的に行うためには、医師は抽象的な思考能力にも優れている必要がある。つまり、多くの「具体」に共通する「抽象」を考察に利用する。まず、具体例を要素に「分解」し、これを多くの例で行って「共通項の発見」をし、この共通項で「思考軸の設定」し、この思考軸で具体例に演繹し、「再定義」や「再編成」の形で新たな価値を生み出す。この抽象的な思考能力こそ、時空を超える汎用性が有り、科学や技術がどんなに進歩しても適応能力

の源泉となる。数学や物理学の学習で養われるため、医学部入試では必須科目になっている場合が多い。

3-3 変化に対応できる能力が育つ医学教育

現在育てている学生は、医師として一人前になる時期に激変を体験する世代である。せっかく身に着けた自分技能が不要になっても、生き延びられる適応能力を持たせられるのか？

教養教育：まったく新しいことを開拓するときに役立つのは、教養である。その教養は、大学で習っている時期には、本人が重要性に気がついていない。これが大きな不幸である。

医科学教育：現象の表面に囚われずに、その原因から思考できる能力があれば、時代の流れを乗り越えることができる。医療の場合には、医科学が基礎になる。医科学的な思考能力の付与が肝要である。また、科学リテラシーを学び、科学との付き合いの仕方を心得るのも一生涯役立つ。

臨床教育：現在医学部における臨床教育の大きなウエイトを占めているのは、鑑別診断と臨床病理的な考察である。これらの内、主要部分がAIに取って替われる。うっかりすると、「昔、人間医師は、このようにしていました」式の歴史回顧と、「今は○○機器を使って行いますのでその使い方と管理は・・・」式の講習会になる恐れがある。臨床教育こそ、何をAI搭載機器に任せ、人間医師は何に注力すべきかの決断次第で大きく変わる。

異才が育った大坂適塾の教育とは：緒方洪庵の開いた適塾は、医師養成所であり、数多くの医師が育った。それと同時に大村益次郎、福沢諭吉など医療以外の分野で活躍する人材が育ったところでも有名である。この異才たちは、まさに非連続的な変化であった明治維新の前後で日本を方向づけた。

適塾ではどのような医学教育が行われていたのか？　それは、我々がまさに直面しようとしている非連続変化の時代を乗り切るのに参考になるのか？　緒方洪庵は医学の各論も教えたが、「人の役に立つこと」という総論、人生訓、建学の精神のようなことを力説していたらしい。

3-4 生涯教育＆遠隔教育は医師の能力維持に必須

医師は、医師の免許を取得してからも、医学の勉強を続け、生涯にわたって成長することが当然視される職種である。その理由は、①医学の進歩にキャッチアップするため、②医師の免許は「完成された医師」に与えられるのではなく、「医師として成長しつつある段階」で付与される。現実的にも生涯学習は、医療の世界で、普通に行われている。

医師全員が新しい能力開発ができなくても、誰かが開発してくれて、それを遍く利用で

きるように普及のための教育システムがあれば、集団として機能する結果となる。かつて医師の世界は、大学医学部だけでなく、それを頂点とする関連病院も含めて、すべて医局講座体制で動いていた。これを外れると医学研究だけではなく、最新の医療技術の学習の機会からも遠ざかる結果になっていた。ところが通信技術の発達は、たとえ遠隔地であっても最新の情報から外れることはなく、生涯教育が可能となった。働いている場所が遠隔地の場合、遠隔教育が立地による不利を解消するため、最適である。

検索：MOOC (Massive Open Online Course)

参照：Ⅵ-3章

(4) 医師の世界、変化への対応能力が乏しければ…

4-1 パイの奪い合い、という現実

　前述の如く、IoTとAIは、医療を劇的に変化させる。今現在の医師が担っている役割のかなりの部分をAIが担うようになる。これは一見、医師を助けるように見えて、経済の立場から見るとそうではない。結局、機械は医療費という限られたパイを食い取り、残されたパイは日本の医師総数30万人を経済的に養うのには不十分となる。今後、少なからぬ割合の医師が、ワーキングプアか失業になっても不思議ではない。これを防ぐには、新しい時代のニーズを探り、医師集団がそれを担当する職能へ方向転換することが必要である。それにもかかわらず、せっかく新規開発された医療用麻酔ロボットが辿った運命は、数十年前に起こった工場機械化反対の労働組合運動を想起させるようなニュースであった。

検索　医療用麻酔ロボット、sedasys

BOX　歴史の流れの中で消え去った仕事とは？

　今までに消え去った職業や仕事は数多くある。ある時代に花形であっても無用の長物になる日が来る。「歴史的な役割を終えた」と表現される。
車夫：人力車を引っ張る人。自動車の普及とともに消えた。現在残るは、古い街並みの観光用のみ。
車の助手：初期の自動車の運転には二人が必要だった。そのため運転席のほかに助手席が用意されていた。やがて車の運転が一人でできるようになり、名前だけが残っている。さらに自動運転が技術的に完成すれば、無人運転となる。その時代に車を自分で運転するのは、もはや趣味に属する。

> **腕時計メーカー**：腕時計は精密機器の造形である。多くの熟練職人が関与するため、この技能集団を維持する会社の努力と総合力は、会社の最大の財産であった。しかし、デジタル化と共に、ある日突然、この技能集団は不要になった。会社の最大の財産が、最大のお荷物になったのかもしれない。しかし、この技能集団を他の製品作りに転向させて、某会社は存続を続けた。

　医療が医療機関内でのみ完結する時代は終焉する。医療が目指すのは、病気を予防するための「社会インフラ整備」と「国民の日常生活」である。さらに早期発見の仕組み構築がなされる。さらに発症しても、闘病は、普通の生活をしつつ行える体制を目指す。患者を病院に縛ることで、患者と社会は何を失うのか？　そのような考えで生まれたのが、ソーシャルホスピタルの概念である。

🏷 参照：序-1 章

　それでも医療機関内の医療として、中程度医療と高度医療が行われ続ける。両者とも、ほぼ永続的なニーズが一定量存続するからだ。
　これら施設内・施設外の新しい医療体制の恩恵が、個人の経済格差と地理的な格差無しに行きわたるのが理想であるが、国民が健康維持にどの程度、経済的負担（保険や税金から支出しても、結局は国民負担）をするのか、これによって全体のパイが決まり、医師集団の運命も決まる。国民が納得する医療の形を考えだし、これを最小限度の費用で供給する体制を構築し、現在の医師の流れを引く末裔たちが活躍できる場を見つけねばならない。有体に言えば、職能変換である。国民に支持されるような職能変換を、自らの力で成し遂げられるのだろうか。

BOX　生き残りが有望の医師とは？

外科医：手術を補助する機器は大幅に進化する。したがって名人芸を必要とする機会は減り、誰でも一定のレベルの手術ができる時代になるであろう。しかし、外科医が失業する時代は来ない。インターベンションや内視鏡下手術などの微妙な手技を機械で置き換えることは困難で、その需要は続く。
救急医：遠隔医療の発達とともに、一次救急のニーズは激減する。二次救急医は、需要数が減るかもしれないが存続する。三次救急医に関しては、ほぼ永久に続く。
地域医療・家庭医療：国民の健康管理や闘病を地域社会の中で支え合う仕組みができる（地域包括ケア）。医師、薬剤師、看護師、保健師、介護師、行政、その他大勢の職種が混在する体制の中にあっても、純粋の医療の判断や治療を担う人材としてのニー

> ズが、ほぼ永久に続く。
> **精神科医**：精神科の専門医の需要は、予防と治療において、ほぼ永久に続く。しかし患者の言動に関するビッグデータから精神疾患を診断する人工知能が出現したとき、既得のパイをどこまで死守できるか不明である。

4-2 新しい役割を求めて医師集団はどこへ向かうのか？　集団のリーダーシップを養う教育

　歴史には"うねり"というものがあり、シーラカンス並に変化しないものは、長期生存が難しい。自己変革で新しい環境に適合し得たものが、今まで生き延びて来た。医師についても同様である。失業やワーキングプアを回避する方策は、医師集団が新しい職務を見つけて、そこに存在意義や活路を見出す柔軟性しかない。

　また医師個人としても、苦労していったん身に着けたスキルであっても、これを思い切って捨て、新しいスキルを身に着ける柔軟性が必要である。この柔軟性を可能にするのは、①医学教育の工夫と② AI の利用の二つである。

　医学教育に従事する者は、卒業時の即戦力に重点を置きすぎず、変化への対応能力を確保するような教育とのバランスを考えたカリキュラム立案が求められる。医学の過去の歴史は、いわば成功の歴史である。そのため過去のやり方を変化させるのは、意外に難しい。歴史上、大いに栄えたものはその栄えた理由が欠点に転じて滅びる、を教訓的に思い出さざるを得ない。

　医師を窮地に追いやるのも AI、その医師を助けるのも AI である。電子機器は、それまでに取得した医療技術を不要とし、医師を失業させる恐れがある。しかしその電子機器は、医師の新しい職能を助け、職能変換する役目もする。AI が人間の知能を上回る時代が到達する前に、すでに種々の電子機器が医療の現場で医師の役割を助けている。

　🏷 参照：Ⅱ-2章、Ⅱ-3章、Ⅲ-2章

　個人的な変革は、本人の年齢による可塑性の減弱との戦いでもあるが、本人の決心次第の要素も強い。しかし集団の変革の場合、話は別である。集団として、思った方向へ変革を進めるのは、至難の業であり、個人変革とは異なった独特の才能が必要となる。これがリーダーシップである。リーダーシップを欠いた集団は流れに身を任せるだけで、偶然、栄えるかもしれないが、それは幸運というものであり、大抵は減衰に向かう。

　はたして、今現在の医学部教育でリーダーシップが育つ土壌はあるのだろうか？　新しい社会での新しい役目を提案し、現在を生きつつ将来へ向けて自己改革を進める戦略を打ち立てるリーダーシップが求められている。

> **BOX　医師はなぜリーダーシップが苦手なのか？**
>
> 　他人を導くのに、相手が個人の場合と集団では、大きな差がある。個人の場合には、しばしば難しいが、可能である。国レベルの集団の場合は、その変化が水の流れのようでもあり、波のようでもあり、リーダーが影響を与えることができてもコントロールするのは不可能に近い。両者は、別の能力と言わざるを得ない。
>
> 　リーダーは、「・・・をしてはいけない」式の訓示（陰性のサイン）では集団を動かせない。「・・・を実現して夢を！」式の高らかな目標をタイミング良く掲げ（陽性のサイン）、濃霧の中に光り輝く女神を人々に示さねばならない。
>
> 　医師の場合、毎日接するのは患者やコメディカルの職員。患者は、大抵医師の言うことを聞く。職員も職階上、医師の指示に従うことが多い。これに慣れ切った医師が大集団のリーダーシップの腕を磨く機会は、あまりにも非日常的である。これでは中集団、小集団を統率するのが精いっぱいだ。

4-3 現在のニーズを満たしつつ、かつ、将来に備える人材育成

● 4-3-1 学生の間に身に着けるべき生涯使用可能の能力とは？

　本稿では、人工知能の発達により医療の現場や医師の役割が激変することを示した。今まで価値があり、若人が必死になって学ぼうとした技術が、その存在価値を失うような天地異変的な変化である。今現在医学部で教育している若人は、その最大の被害者になりかねない状況だ。

　医療の必要性は永遠に続くが、臨床医の必要性はボリューム的に明らかに減る。したがって医師の職能集団は、人工知能社会の中で新たな役割の模索を迫られる。今まで高度に発達した医学を高度に訓練した人間によって一般利用する形で医療界は、ボリューム的に膨大なパイを社会から与えられた。これから先、今までの大きなパイを維持するに値するような社会貢献を新たに提案し実行できる人材を、医学部は育成できるのだろうか？

　現在の医学部は、現在社会が必要としている臨床医を育てねばならない。これは国民からの信託であり、必須である。しかし、彼らは近未来において、まったく状況の異なる医療をする／せねばならない。　そうなると、医学部には「現在を生きつつ未来に備える」教育が必要であり、若者の頭脳を現在型医療に特化させてはならない。何が起こっても対応できる柔軟性の留保が必要である。つまり、現在と未来、二正面作戦が求められている。

　思えば子どもの時には全員に有ったはずの柔軟性、この柔軟性こそは、未来の変化に対応する能力の源だけではなく、現在の医療体制の中で自分の能力を最大限に利用する源でもあり、6年間の医学教育の中でもそれなりに注目されていた。例としては教養、科学リテラシー、医科学重視などである。そして柔軟性の有る頭脳の医師も散見されるが、これ

は、医学教育の成果と言うよりも、むしろ個々の医師の強い個性の結露かもしれない。

　柔軟性を大事にする教育とは、膨大な知識を覚えこませる教育ではないし、非常識を排除する非寛容な教育でもない。どんな知識も時空を超えた他の事柄との関連で考える癖を教えたり、どんな非常識も時代や技術が変われば正統になる可能性を示唆したり、そのような即時的な効果が挙がらない教育かもしれない。これはもはや、教科書で伝えられるものではなく、個々の教員が個々の学生と時間／体験を共有して伝えられる hidden curriculum かもしれない。

> **BOX　硬直的な能力 vs 柔軟性のある能力**
>
> 　人間には、順法精神旺盛な人と、そうでない人がいる。前者は言われたことを頑なに守るタイプであり、仕事に関しても、日常業務を定型通りこなす。巷では硬直的と言われやすい。後者の人は、どうも前者とは逆であり、「行動に規則破りが多い」と言われると悪評となるが、柔軟性が有ると噂されれば聞こえが良い。新分野に挑戦する人は、むしろ後者である場合が多い。
>
> 　医師の教育においては、この硬直性と柔軟性の2つの両立が必要である。日常の診療をこなすのは定型業務な場合が多く、自分の専門を黙々とこなす硬直的なタイプが求められる。
>
> 　しかし医師の仕事は、そのような定型業務ばかりではなく、傍ら専門領域の患者も診察せねばならないし、また進歩を続ける医療技術へのキャッチアップのための自己変化が必要である。また医師本人の個人的都合によるキャリア変更を迫られる場合がある。例えば、40歳でメスを置いた外科医は、次にどのようなキャリアが用意されており、その変更は能力的に可能なのだろうか？
>
> 　適応のために自分を変える柔軟性こそ、現在を生きる医師のためにも必要であるし、本書のテーマである医療大革命の時代に生き残るためにも必要な特性である。柔軟性とは本人の基本能力であるが、柔軟性が足りない分を補助してくれるのは、AIである。

　その医学教育の方法も、多様な学生を講義室に集めて一律の知識伝授を行うよりも、個々の学生の学習特性や学習ニーズに合わせたテーラーメードの能動型に変化しつつあるが、それを担える教員の数の払底に直面している。この教員不足を補うのがAIであろう。すでに良質な学習プログラムが開発され利用できる状況になっている。今後さらに進化を遂げ、教育の技術的な面は、その多くをAIが担う状況になる。それは、人間教員がAI教員の導入を許容する度量と、人間教員は何を担当すべきなのかの根源的な問いに対する回答次第である。

　教員は、実は保守的でもある。医学部教員は自分が行う医学教育をデザインする時、自

分が受けた教育の発想から脱却し難い。高校生の続きをしているような医学生を6年という短期間で、人の命を預かる医師に育て上げるのは並大抵ではなく、自分の経験に基づいた安全策に流れがちである。しかし、今、医学生にいつ、どのような能力を付与して、徐々に一人前医師に育て上げるのか、かつ変化に対応するのか、長期計画的なマスタープランが求められている。しかも過去の経験則が当てはまり難いほどの流動的な状況である。敵にも味方にも成りえる人工知能の進歩を熟知し、その利用について積極的な機転を働かせるべし。それができなかった場合、「昔、車夫という職業が有りました」、「以前は、速記ができる専門職にお願いしていたのですが・・・」と同じ語り口で、医師という職が語られる日が来ても不思議ではない。

　教員は、自分で気がついていないかもしれないが、実に多くの若人に決定的な影響を与えている。最重要は仕事や学びへの取り組み方（プロフェッショナリズム）であるが、これは、テストで測れるような能力でもなく、講義で説明できるような概念でもなく、尊敬する人と接することにより伝播する。

　未来に通用する医師を、現在を生きつつ育てる。その柔軟さは、柔軟さに溢れる揺り籠で育まれるのであろう。

● 4-3-2 異端との共存は、次の時代へ備える保険

　天地異変の連続であった地球上の生物は、どうやって生き延びて来たのか。長らく続く文明は、どうやって勢いを継続できたのか。この辺の分析で、医師職能集団が次の時代にも生存を続けるヒントがあるかもしれない。

　寄生虫トリパノソーマは、1万匹に1匹くらい（正確な比率は、不明）の割で抗原型が異なる虫が共存しているとも考えられる。このため宿主（感染した動物）が抗体を作って免疫攻撃をし、9,999匹が死んでも、抗原型が異なる1匹が生き残る。これがまた増殖して1万匹に達すると、その内の1匹くらいは、まったく別の抗原型である。再度、宿主が主な抗原型に対して抗体を作って免疫攻撃を仕掛けて9,999匹が死んでも、抗原型が異なる1匹が生き残る。この繰り返しで、寄生虫トリパノソーマは生存を続ける。異端児の存在を許すことが、状況の変化を乗り越えて集団として継続できることに繋がっている好例である。

　ヒトは、遺伝子が均一（ホモ）ではなく、多様（ヘテロ）な動物である。このヘテロ体質のため、薬の効き方が同じではなく、また特異体質とも言われるが、薬の重大な副作用もみられる。これだけに注目して経済効率的な立場から評価すると、ホモ集団の方が有利と思いがちであるが、感染症の立場からいうとホモ集団は危険である。新型の病原体が発生した場合、ヒト集団が全滅する恐れがある。遺伝子の多様性こそ、ヒト集団が種々の感染症の脅威を乗り越え、現在まで種を継続できた理由のひとつである。

　人類の歴史を振り返ると、文明と呼ばれるものは世界各地に発生したが、その寿命に長短が有る。文化や国力についても同様で、栄枯盛衰がある。さらに話が細かくなるが、

民間会社も100年継続するのは意外に難しい。力の長期継続がなぜ難しいのか？　結局、自分を取り巻く状況変化に、自己変革が追いつかなかった、これが主因の場合が多いであろう。栄えた原因が、衰えの原因になるのだ。

　人間の集団には、必ず異端児（異端の能力、異端の意見）が存在する。その時代の主流派の人々は、異端を非常識、背徳、危険などと思いがちであるし、「非効率だ」とか「不愉快だ」とかの理由で社会の中での共存を拒否し、異端を排除したくなっても不思議ではない。現実に異端を排除し、その時の時流に特化したホモ集団が効率を得て栄えた例は、多い。しかし、いったん、時流が変わるとホモ集団は脆い。

　芸術の方面に目を向けると、新しい作風や表現方法が、それまでの権威筋から異端とされる例が多い。しかし、成功例は少ないとしても、次の世代を切り開き風雲児になるのは、そのような異端児の集団から生まれる。例えば、ビートルズは、今現在、クラシックに近い扱いであるが、その初期は「変な人達」、「あれは音楽ではない」との扱いであった。踊り、絵画、映画、文学・・・数多くの芸術が有るが、これは社会や人々の感性の変化に合わせて自己変革を継続した結果であり、変革できなかった芸術は消滅するか絶滅危惧種になるほかない。変革の先端は、通常、異端の名前で知られている。

　このように集団の歴史を俯瞰する見方では、社会に異端の存在を許す寛容さこそ、未知の変化へ対応する保険でもある。そう考えると、現在の医学界の状況は、いかがであろうか。

　患者と接する臨床医は、どちらかと言うと、保守的な方が良い。異端過ぎるのは、慎重であるべきだろう。特に生活空間を共有する僻地の医師の場合には、当地の住民の一般感覚から離れるのは、禁忌かもしれない。そのような風潮もあり、医学界は、一般に保守・同質を求める雰囲気が強い。しかし、診療現場ではなく医学研究においては（診療現場と医学研究は、厳密に分ける）、異端の存在はまったく当然であり、非常識／背徳の概念を超えて議論し、切磋琢磨すべきである。時代が変われば判断基準も変わるのだ。せっかく育てた若手が、その時の常識派の"正義"の力で潰され、矮小化して生き延びざるを得ない状況があってはならない。異なる意見を排除する硬直的な考え方ではなく、多様な価値観を認める柔軟な考え方は、それを日々実行している教員から学生へ非言語的に伝わり文化（精神的土壌、校風）となる。

　近未来に予想される環境変化があっても、医師職能集団が生き延びるか否かは、医師の柔軟性や、職能の方向に影響するリーダーシップと並び、異端と共存する精神的土壌がその社会にあるかないかも決定要因になる。

I章

変化する医療情報

I章 1 岐阜大学病院の電子カルテシステムについて

岐阜大学大学院教授　医学部附属病院 医療情報部部長　紀ノ定保臣

要　約

　電子カルテを中核とした医療情報システムの構築は、従来の医療提供体制を改善するレベルではなく、「革新的な再構築」と表現できるほどのインパクトを与えるものである。本章では、岐阜大学病院を具体例として説明する。

　同病院は2004年の新築移転を機会に、"電子カルテシステム"と"診療情報のリアルタイム共有"を可能とする医療情報システム（System Gifu）を新規開発、導入した。これは院内のすべてのデータを紙カルテや書類から脱して一元的に電子情報化するものであり、個々の患者に対する診療において多職種によるチーム医療の実践を容易にし、かつ各医療職の専門性を高める環境を創出した。また診療等で発生するデータを病院経営や医療の質向上、医学教育・看護教育等に再活用する効果的な道を開いた。

　2016年、さらにこのシステムをバージョンアップし（System Gifu_3G）、プライベート・クラウド技術の活用とセキュリティの機能強化で院外からのアクセス（Webカルテの利用）も可能として利便性を高め、地域医療連携システムの構築・運用の基盤を提供した。本来の使用目的である日常の診療業務で活用する電子カルテシステムそのものが医師育成（卒前・卒後）に活用できる環境となり、同時に臨牀研究や治験を推進できる空間が生み出されたのである。

　このようなICTの劇的な伸展が、ネットワーク医療の展開やビッグデータの活用等、旧来のカルテでは出来なかった新たな作業環境を創り出し、医療が医療に留まらない新たな価値創造に繋がる。

1. はじめに

　2004年6月1日に岐阜大学病院を開院（新築移転）し、同時に電子カルテシステムの運用を開始した。目指したのは世界最先端の病院情報システムを稼働させることであり、その中核機能が電子カルテシステムであった。病院内に1,800本の光ファイバーケーブルをスター型に張り巡らし、すべての電子カルテ端末、すべての部門システムが常時1Gbpsの通信速度を担保された環境で、あらゆる種類の診療データが発生と同時に中央の電子カルテサーバに蓄積され、同時にリアルタイムにすべての医療スタッフに共有される仕組みであった。当時としては画期的な、世界に例のない病院が岐阜市柳戸に誕生した。また、各診療科のスタッフも協力的であり、診療科の壁を取り払って患者情報の共有を支援してくれた。さらに、"電子カルテシステム"と"診療情報のリアルタイム共有"という環境が今日のチーム医療を可能にし、またチーム医療の推進が各医療職の専門性を高める環境を創出した。今や、岐阜大学病院の電子カルテシステムは、診療等で発生したデータを活用して"病院経営"や"医療の質向上"、"医学教育・看護教育"等、多くの領域で不可欠な手段となっている。

　あれから、13年。2016年の正月に岐阜大学病院の電子カルテシステムは新たなステージへと進化した。本稿では、岐阜大学病院の新しい電子カルテシステムを紹介しつつ、次の10年、20年先を見据えた挑戦と近未来における医療提供環境の劇的な変化（予想）を紹介する。

2. 次世代の電子カルテシステムをどのように構築するか

　岐阜大学病院の電子カルテシステムはSystem Gifu_3Gへと進化した。これまでのSystem Gifu_1G、2Gは電子カルテシステムとしては先進的であったが、診療端末をインターネットに接続することはなかった。コンピュータウィルスの侵入や外部からの不適切なアタックを防御することを最優先し、インターネット空間から隔離していた。

　一方、環境は変わった。情報通信技術（ICT：Information and Communication Technology）の革新的な進化は個人のライフ・スタイルやワーク・スタイルを変化させ、同時に社会に大きなインパクトを与えつつある。また、この変化は直線的ではなく、指数関数的である。同時に、非可逆的である。直線的な変化であれば、将来を予測することは容易である。一方、指数関数的な変化は"劇的"であり、その変化の速度は我々の予想をはるかに超えるものであると思われる。

　岐阜大学病院は常に挑戦的でありたいと希望している。そうであるならば、電子カルテシステムをこれまで通りに使い続けることは望ましくない。それは、後退を意味するからである。速やかに時代の変化をキャッチアップ、あるいは先導するためには、少なくとも

10年先を見据えた新たなビジョンの作成と革新的な転換が必要であると判断した。以下に、自問・自答する。

1) なぜ、社会の変化は革新的なのか？ それは、どのようにしてもたらされたのか？
   ・すべての変化は、インターネットの発明と技術進歩から始まった（一部、Wikipediaを参考）。
   ・1982年、インターネット・プロトコル・スイート (TCP/IP) が標準化された。また、TCP/IP を採用したネットワーク群を世界規模で相互接続するインターネットという概念が提唱された。
   ・営利目的のインターネット・サービス・プロバイダ (ISP) が1980年代末から1990年代に出現した。また、インターネットに係る営利目的の利用について制限がなくなった。
   ・1990年代半ば以降、インターネットは文化や商業に大きな影響を与えた。
   ・電子メールによるほぼ即時の通信、World Wide Web の出現とそれによるインターネットコミュニティ、ブログ、ソーシャル・ネットワーキング等が出現した。
   ・インターネットサービスが拡大し、これによるデータ量の増大が光ファイバー網に代表される高速ネットワーク環境や高速の無線（Wi-Fi を含む）通信網を急速に成長させた。
   ・増大するオンラインの情報・知識・商取引・娯楽などに駆り立てられ、インターネットは現時点でも成長を続けている。

2) なぜ、指数関数的な変化なのか？
   ・1つのノードに多数個のネットワークが接続される形式でノード数が増加すると、その変化は指数関数的になる。
   ・個人であれ、組織であれ、ネットワーク化の中に組み込まれると、その変化は指数関数的であり、劇的である。
   ・市販されているすべての情報端末やサービスはインターネットに接続することを前提として設計されていると言っても過言ではない。また、その台数は増加を続けている。
   ・インターネット技術とセンサ技術が"ビッグデータ"をもたらした。同様に指数関数的に増大させた。また、IoT (Internet of Things) が新たな産業革命 (Industry 4.0) を起こすと考えられている。

3) インターネットを利用することの是非を問う？
   ・ビジネスのみならず、医療や教育においてインターネットの利用は不可欠である。
   ・日常生活においても、インターネットに依存する割合が増加しつつある。

・そうであるならば、インターネットを賢く利用するユーザーになるべきである。
・インターネットを活用した医療や教育等のあり方を推進すべきである。

4）最近の情報処理技術は、医療や教育に効果的か？
・Yes。インターネットの普及により、瞬時に、あらゆるデータにアクセスすることが可能になり、このこと自体が情報処理技術の進展を加速させている。
・ビッグデータを活用する人材の育成と知識の体系化を積極的に推進すべきである。

5）費用はどうか？
・自前のネットワーク網を構築・運用することは経済的に不可能である。
・インターネットを活用することは経済的な面からも効果的である。
・セキュリティの確保には投資が必要である。

6）まとめ
・孤高の環境に住むよりは、インターネット社会の中の一員であるべきである。

3. 2015年12月31日深夜、岐阜大学病院は緊張に包まれていた

　岐阜大学病院の電子カルテシステム System Gifu_2G は、3Gへの更新に向けて緊迫した作業が進んでいた。30社近くの技術者集団（主契約者は日本IBM）が1年を掛けて開発してきた System Gifu_3G は、最先端の仮想化技術を駆使したシステム（所謂プライベート・クラウドのシステム）に生まれ変わった。また、病院内のセキュリティ・ポリシーはこれまで以上に厳しく、厳格な基準を設けた。
　一方、他の一般病院や医科診療所、歯科診療所、薬局、その他介護施設や訪問診療・訪問看護等実施者との診療連携を目指して、岐阜大学病院の当該患者診療記録を院外から閲覧できる機能や、院外で発生した診療記録等を岐阜大学病院に送信し、岐阜大学病院の医療従事者と共有できる機能を整備した。すなわち、一人ひとりの患者に対して、院内であれ、院外であれ、それぞれの医療従事者等が診療情報の共有とチーム医療の実践ができる環境が完成したのである。
　以下に、岐阜大学病院の System Gifu_3G の概要を紹介する。

1）System Gifu_3G の基本的な機能について

　ⅰ）大学病院が有するべき基本機能として、①保険診療の質的向上と適正化、②災害時バックアップシステムの運用とBCP（事業継続計画）、③地域医療連携システムの構築・

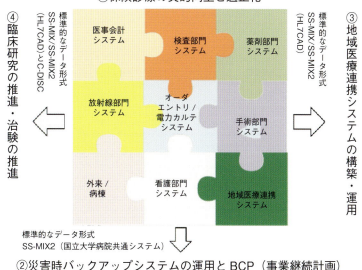

図1　System Gifu_3G の基本機能について

運用、④臨床研究の推進・治験の推進を掲げた（**図1**）。医学教育や医師育成（卒前・卒後を含む）は必須の機能で有り、如何に診療業務の中に医師育成機能を組み込むかが課題であった。岐阜大学病院では、学生用カルテや研修医による代行入力機能、指導医による監査と確認機能を必須とする環境を構築した。

　災害時バックアップシステムの運用に際しては、全国国立大学病院の共通ルールに基づき、患者毎に診療の都度発生する SS-MIX2 データとレセプトデータをバックアップ対象とした。また、これらデータに加えて、岐阜大学病院では電子カルテシステム機能そのものもバックアップの対象に加えた。バックアップされた診療記録等は国内の東西2箇所に設置されているバックアップセンターに置かれ、必要に応じて SS-MIX2 データの閲覧やシステムファイルのリストアが可能となっている。また、大規模災害時にも運用できる体制とした。

　ⅱ）病院情報システムの運用について、"エリア別ネットワーク"の概念を導入した。"エリア別ネットワーク"とは、病院内のネットワークを論理（セキュリティレベル）的に複数個のエリアに分割し、各エリア間の相互通信を厳密に規定することにより、ネットワーク基盤としての高度なセキュリティ環境を実現しようとした。そのため、岐阜大学病院としては、以下の2点に配慮した。

　・外部接続をルール化して安全性を担保すること。インターネットを介して外部施設

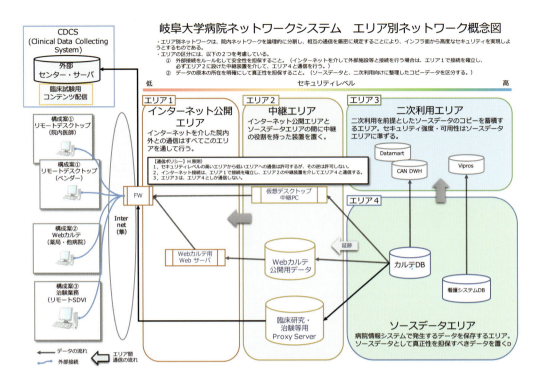

図2 エリア別ネットワーク概念図について

等と接続を行う場合は、エリア1で接続を確立し、必ずエリア2に設けた中継装置を介して、エリア4と通信を行うこととした。
・原本データの所在を明確にし、その真正性を担保すること（原本データ（エリア4に設置）と、二次利用向けデータ（エリア3に設置）を明確に区分）とした。

ⅲ）以下に、エリア別ネットワークの運用概要を提示する。

エリア1（インターネット公開エリア）：インターネットからアクセス可能なエリアであり、インターネットを介した院内外との通信はすべてこのエリアを通して行うこととした。

エリア2（中継エリア）：インターネット公開エリアと原本データエリアの間に中継機能を持った機器（中継PC：仮想デスクトップ）を設置し、エリア4で管理されている原本データを閲覧するサービス機能を準備した。公開用のカルテデータを設置する場所として利用することとした。

エリア3（二次利用エリア）：二次利用を前提とした原本データのコピーを蓄積するエリアである。セキュリティレベルと可用性はエリア4のソースデータエリアに準じた。人を対象とした医学系研究に関する倫理指針（平成27年2月9日、平成27年3月31日一部改訂）に基づいて実施する研究で利用・保存するデータはすべてこのエリア3で管理することとした。

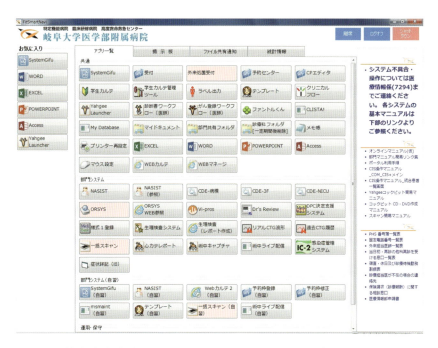

図3　岐阜大学病院の電子カルテシステムにおけるポータル画面の例

　エリア4（ソースデータエリア）：病院情報システム（日常診療）で発生するデータについて、「医療情報システムの安全管理に関するガイドライン」に沿って診療データを管理する領域である。ガイドラインで義務づけられている三基準（真正性、見読性、保存性）を遵守している。

2) 仮想化（プライベート・クラウド）技術を活用した System Gifu_3G の構築について

　i ）昨今、"クラウド"あるいは"クラウド・サービス"という言葉をよく耳にする。商用に用いられるケースが一般的である。自前のコンピュータを持たなくても、インターネットに接続できる環境があれば、種々のプログラム（Dropbox や Evernote、Web メール、等）を利用することができる環境を言う。Apple 社の Mac は、以前より Linux パソコンの上で Mac OS というプログラムを稼働させ、その上で種々の Mac アプリを動かしている。仮想化技術を上手に活用した成功事例と言える。また、最近リリースされた Microsoft の Windows 10 に標準で実装されている仮想デスクトップは、一台のパソコン上に複数個の独立した Windows 画面を表示することができ、それぞれの画面毎に異なるアプリケーションを独立して稼働させることができるように設計されている。今や、"仮想化"は汎用的な技術であり、すでに広く普及していると断言できる。

ⅱ）まず、多用されるいくつかの用語を説明する。
- 仮想デスクトップ：利用者は端末からネットワークを通じてサーバ上の仮想コンピュータに接続し、そのデスクトップ画面を呼び出す。この時、呼び出されたコンピュータ画面を仮想デスクトップと呼び、あたかも自身のコンピュータを操作しているかのように作業ができる。
- 利用者認証とシングル・サインオン：システムまたはアプリケーションに対して利用が許可されたユーザーかどうかを識別する仕組みを"利用者認証"と呼ぶ。また、個々のアプリケーション毎に利用者認証を求めるのではなく、一度の認証処理によってさまざまなアプリケーションを利用可能にする認証機能を"シングル・サインオン"と呼ぶ。岐阜大学病院の電子カルテシステム (System Gifu_3G) には、図3に示すポータル画面（各種アプリケーションを操作するための入り口となる画面）が設けられており、すべてのアプリケーションに対してシングル・サインオンが可能である。
- 電子証明書と認証局：電子カルテシステムを利用する場合、ユーザーのなりすましやデータの偽造を防ぐための証明書を電子証明書という。また、このような電子証明書を発行する実体を認証局という。日常生活で利用する"実印"と"実印証明書"をイメージすると理解しやすい。System Gifu_3G を稼働させるに当たり、岐阜大学病院内に"認証局"を開局し、運用を開始した。
- タイムスタンプ：一般的にはある出来事が発生した日付・時刻などを示す文字列を意味する。岐阜大学病院では、「電子カルテや紹介状、スキャン文書等の電子文書に付与することで、電子文書の完全性（滅失、毀損、改変、消去がされていないこと）を担保」している。
- タイムスタンプ局：日本データ通信協会の「タイムビジネス認定制度」の認定を得て、商用サービス（有償）で時刻情報の発行を行っている組織をいう。

ⅲ）岐阜大学病院の System Gifu_3G について、その概要と仮想化技術の活用を以下に紹介する。
- 図4に示すごとく、System Gifu_3G は上記の診療業務や地域医療連携機能から構成されている。院内における診療業務（同図右）においては、仮想化サーバに1,600台の電子カルテ端末の機能が実装されている。エンドユーザーの目の前にあるパソコンは、仮想化サーバで稼働している電子カルテ機能のパソコン画面イメージのみをネットワークを介して表示している状態である。すなわち、医療従事者は目の前のパソコンを操作しているように感じるが、実態は、パソコンの操作コマンドをサーバが受けて、その結果の画面を医療従事者側のパソコンに表示しているだけである。このような技術を Server Based Computing と呼ぶ。また、仮想化技術を活用することによって、端末側に高性能のパソコンを必要とせず、Thin Client と呼ばれる最小限の表示機能を持ったパソコンや旧式のパソコンを活用できるメリットが生まれ

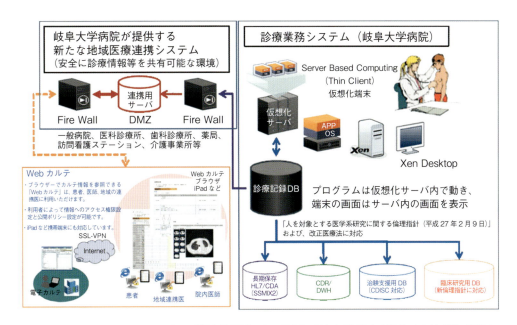

図4　System Gifu_3G の機能概要とその運用（院内業務と地域医療連携）概要

る。さらに、仮想化サーバと電子カルテ端末間は画面イメージが流れるだけであり、診療現場で発生する実データは流れないことより、セキュリティの確保にも効果的であると考えている。

・岐阜大学病院では、院内の診療業務端末として旧式のパソコンを再利用してシステム構築費用の低減を図った。また、院内で発生する診療データは中央で一元管理されており、このデータは地域医療連携にも活用される。

ⅳ）岐阜大学病院が提供するWebカルテについて、その機能概要と運用を以下に紹介する。

・地域医療連携用サービスとして、岐阜大学病院が運用主体となったクラウド・サービス（Webカルテ）を開発した。Webカルテはエリア1とエリア2（図2：エリア別ネットワーク概念図を参照）を用いて運用する。

・Webカルテの利用希望者（病院、医科診療所、歯科診療所、薬局、介護施設等に勤務する医療従事者）は岐阜大学病院に申請し、対象となる患者から連携に係る同意書を取得すれば、利用者IDとパスワードおよびログオン時に求められる乱数表を受け取り、すぐにWebカルテを利用することが可能になる。また、利用者（医療従事者）の居住地や勤務地に制限は無く、インターネットが利用できる環境であれば、利用場所は問わない運用となっている。

・地域医療連携に際し、岐阜大学病院は同意書の取れた患者の診療データをエリア2

にある公開用サーバ（**図4**左の連携用サーバ）に転送し、Webカルテ利用者が外部から閲覧できる状態に設定する。Webカルテ利用者がカルテに追記、あるいは画像や文書・書類等を添付することは可能であり、地域連携パスの共有も容易である。一方、Webカルテ利用者が作成・添付した文書・画像等は公開用のエリア2にある連携用サーバに保管される。岐阜大学病院の医療従事者がこれらデータ等を参照する場合には、院内から連携用サーバを閲覧、必要に応じてデータを院内カルテに転記ないしはコピー／ペイストする運用となる。いずれにしても、院外からのデータが院内に直接入ってくる経路は用意せず、セキュリティの強化を優先した。
- 平成27年8月10日に厚生労働省医政局長名で「情報通信機器を用いた診療（いわゆる「遠隔診療」）について」が出された。内容は、"遠隔診療についても、現代医学から見て、疾病に対して一応の診断を下し得る程度のものであれば、医師法第20条等に抵触するものではない"というものであり、いわゆる"遠隔医療"を容認する内容であった。すなわち、昨今の情報通信機器の開発・普及の状況を踏まえて、ICTを活用した診断手法を容認したのである。
- 上記Webカルテで利用している手法を技術的にさらに発展させることにより、岐阜大学病院は新たな情報通信機器を用いた診療の手段を広げることが可能であると思われる。

4. 技術が創り出す新たな潮流、社会が求める変化、社会の求めに応じる岐阜大学病院の挑戦

1）技術が創り出す新たな潮流

ⅰ）上記で見たように、ICTの劇的な伸展が新たな作業環境を創り出している。また、多様な可能性を提示しつつある。どのように活用するか、新たな価値をどのように創出するか、それはアイデア次第である。あるいは、自分たちの想像を遙かに超える新たなシーンが突然飛び出す可能性も秘めている。特に、"繋がっている"と言うキーワードは極めて重要である。facebookに代表される"人と人"との繋がりのみならず、インターネットを介した"人とモノ"、"モノとモノ"などの繋がりも今後は急速に増加すると思われる。特に、センサが組み込まれた電子機器（血圧計や血糖計測器など）の爆発的な増加が予想され、いわゆる"IoT (Internet of Things：もののインターネット)"が新たな社会インフラになると考えられている。

ⅱ）電子カルテシステムの普及により、電磁的に記録される診療データが爆発的に増加した。これまでは公的な医療機関を中心に電子カルテシステムが利用されていた。一方、

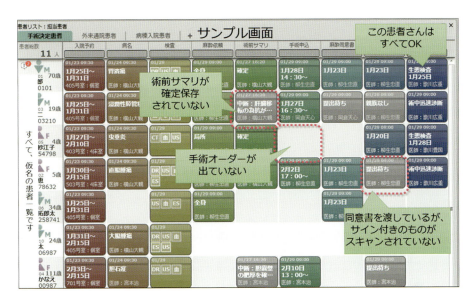

図5　クリニカルフロー：多階層の構造で作られた患者毎の状態管理支援システム

　今後は中小規模の医療機関のみならず医科診療所、歯科診療所等での電子カルテシステムの増加が予想されるだけでなく、介護施設や在宅ケアの場面においてもIoTを活用した手段が多用されると考えられている。医療・介護等に従事する者は、このような新たな環境の中で如何に医療スペシャリストとしての役割を果たすか、あるいは果たすことができるかを自問自答する時代に突入したとも言える。

　iii）医療機関における電子カルテシステムの導入のみならず、IoTの普及により、取り扱う電磁的なデータが爆発的に増加することは容易に予想される。Eメールやfacebookの普及によって、日々目を通し、交換する文書や写真（画像）も爆発的に増加した。逆に言うと、目を通さないメールや各種資料も多くなったと言える。後者の場合、これが患者の診療記録や検査結果であった場合にはたいへん大きな社会問題となる。メールやfacebookで診療データを交換することは考えにくい。しかし、医療機関内部においても診療場面で発生する日々のデジタルデータは爆発的な増加を続けており、これらすべてに目を通すことができるかと問われると、たいへん厳しいと言わざるを得ない。医療従事者にとっての新たな課題である。また、このような新たな課題に対する解決も求められている。

　iv）岐阜大学病院の電子カルテシステムには、ダッシュボード機能を提供するいくつかのアプリケーションがある。そのひとつが、クリニカル・フロー（**図5**参照、FMITS社製）である。膨大なデータから医療現場で求められる情報を効果的に選択・提供し、医療の質確保に向けたプロセス・マネジメントを支援するツールとしてその活用を期待している。

2) 社会が求める変化

ⅰ）患者は良医や名医を求めている。ホームページで評判の良い医療機関や医療従事者を探している。また、口コミや facebook を活用している。換言すると、ホームページや facebook、あるいはマスコミを通して医療機関や医療従事者はランキングされている。

ⅱ）医療機関の使命は"患者に良い医療を提供する"ことである。また、医療従事者は如何に自分たちが良い医療を提供しているかを客観的に示すことが重要である。この場合、医療機関や医療従事者から見た治療成績のみならず、患者のかかりつけ医（GP：General Physician）から見た治療成績も重要な指標になる。

ⅲ）患者は、自分が知りたいと思うことを丁寧に説明してくれる医師を求めている。一方、医師は一人の患者に多くの時間を割くことは困難であり、チーム医療としての多職種連携に多くの期待が集まっている。また、多職種連携の推進には患者診療情報の共有が必須であり、同時に時間と距離を超えた共有のための支援ツールが不可欠となる。

ⅳ）患者と医療従事者が常時繋がっていることは困難である。一方、患者の状態に応じて患者と医療従事者が繋がることができるオン・デマンドな環境は構築されるべきである。また、医療従事者同士が同様にチーム医療を実践することができる環境も求められる。今後は、ネットワークシステムに繋がっている患者群と健康 IoT データ、医療従事者集団が新たな医療コミュニティ（見守り医療を含む）を運用することも容易になると思われる。

3) 社会の求めに応じる岐阜大学病院の挑戦

ⅰ）System Gifu_3G は、たいへん挑戦的なシステムである。最新の仮想化技術を活用した電子カルテシステムは岐阜大学病院の内外をシームレス化し、一元的に管理された診療記録 DB は院内のみならず、院外からも接続が可能である。これにより、岐阜大学病院の医療従事者のみならず、外部の医療従事者も時間と距離を超えていつでも必要とする患者情報の閲覧と書き込みやクリニカルパスの共有などが可能になる。ただし、セキュリティの確保から、院外から書き込まれた診療録や各種の提供情報等はエリア 2 に置かれたサーバに留め置く運用とした。このように、岐阜大学病院内外の診療情報は共有可能であるが、物理的には院外からのデータ持ち込みを認めないシステムを構築・運用したことにより、病院としてのセキュリティの確保は万全となった。

ⅱ）診療情報は患者個々の病態を反映したデータである。一方、これら診療データが大規模に蓄積されると、患者個々の体質に応じた治療効果の差異や効果的な診療プロセス等

が見えてくることがある。すなわち、膨大な診療記録が新たな診断基準や治療方針を生み出す可能性を持っている。いわゆる、ビッグデータの活用となる。さらに、膨大な診療記録に対して、IBM の Watson と呼ばれる AI（Artificial Intelligence：人工知能）ソフト等を利用することにより、各種検査結果から疑い病名を推測することや治療方針の決定を支援する等、さまざまな医療ビッグデータの応用事例が期待される。

5. おわりに

　岐阜大学病院の新しい電子カルテシステムの機能を紹介しつつ、今後期待されるネットワーク医療の展開やビッグデータの活用等についてその概要を紹介した。また、近未来の医療提供体制や診療における人工知能の有効活用等を考える上で必要となる基礎的な技術と用語についても紹介した。

　現実の医療提供体制を堅実に提供しつつ、将来に向けた新たな ICT の進展、さらにその先にある近未来の医療技術を想像して頂ければ望外の喜びである。同時に、読者自身が創り出す未来の医療提供体制はテレビ・ドラマや映画が創り出すシーンに類似している可能性が高いと思われる。人工知能がさまざまなデータを活用して効果的・効率的な診療手法を提案することは、自動運転の車が無人で一般車道を走るのと技術的には同等であると思われる。

　膨大なデータを収集、蓄積・活用するシーンを想像しつつ、日々の診療業務が近未来の医療提供体制に繋がることを信じてほしい。

I章 2

コンピュータ支援画像診断

岐阜大学 大学院医学系研究科　知能イメージ情報分野教授　藤田広志

要　約

　病気を画像で診断する医用画像は、血液検査と並んで、現代医療の急速な進歩を支えた技術のひとつであり、その日々の利用は、今後も飛躍的に増加する。それに伴って画像の読影（診断）に臨床医が使う時間が激増し、臨床医を忙殺させ、"見落とし"など診療の質の低下を招きかねない。画像を読む臨床医を支援するべく開発された省力化読影法が「コンピュータ支援検出／診断（CAD：computer-aided detection/diagnosis）」装置であり、これには大別して、検出支援型と診断支援型の2つが有る。検出支援型は、医師に「ここが怪しいのでは？」と注目すべき点を示してくれるので、医師はその部分に診断を注力できる。診断支援型は、怪しいと思われる部分が良性か悪性かなど、医師が判断すべきことを支援してくれる。

　以上のCADは画像認識の技術に基づいているが、その画像認識の技術は、現在、人工知能がディープラーニングと呼ばれる機械学習技術法を得て革命的な進歩を見せている。将来には、自動診断が可能となり、人間医師と人工知能による"ハイブリッド"医療の時代の到来となるであろう。

1. はじめに

　医用画像撮像装置の高度化により、医用画像は2次元画像から3次元画像へ、また、時間軸を加えて4次元画像へ、さらには各種機能情報の取り込みにより多次元画像へ急速度で進展している。その情報量は限りなく膨張している。医療の現場からは、「膨大なデータの読影に今まで以上に時間がかかるにもかかわらず、装置の進歩により1日の検査件

数は飛躍的に増加し全体の読影時間が著しく増加している。また、1検査あたりのデータの増加により1人の医師が短時間の診療時間内に見落としなく読影することがかなり困難になっている。それにもかかわらず、放射線科医の負担が著しく増加している。この問題を解決するには短時間で正確な省力化読影法の開発が必須であり、コンピュータ支援画像診断開発などが緊急の課題となっている」との、医師の痛切な叫びが聞こえてくる[1]。

『技術戦略マップ2010』（経済産業省編、平成22年6月）[2]によると、「2030年のくらしと医療機器」の中で、医用画像の利用技術について、以下の4つの項目が挙げられているという。
　① 医療IT化による医療機関間での医用画像の共有化
　② 医用画像を利用した高度医療技術の開発
　③ 医用画像を利用したコンピュータによる診断支援（CAD）の普及
　④ 医用画像を利用した遠隔診断の普及

冒頭のような医師の要求に応えるべく開発されてきているのが「コンピュータ支援検出／診断（computer-aided detection/diagnosis、以下CADと略す）」装置であり、ここではその現状と将来などを概観する。

2. CADの定義

医師の画像診断（読影）において、病変の見落としや判断ミスは残念ながらゼロではない。例えば、検診マンモグラフィーにおける病変の見落とし（false negative）の割合は約20%[3]、胸部単純X線写真を用いた肺ノジュール検出ではその割合は約30%あったとの驚愕するような報告がある[4]。アメリカの放射線科医Kundelらはこのような医師の病変の見落としの原因は、search error（30%）、recognition error（25%）、decision-making error（45%）と報告しており[5]、これらはすべて人のミス（human errors）としている。よって、ここにCADの開発の重要な動機がある。

CADとは放射線画像をはじめとする医療画像に対して、コンピュータで定量的に解析された結果を「第2の意見」として利用する「医師による診断」である（**図1**）。最終診断は必ず医師が行うものであり、医師をコンピュータによって置き換えようとするいわゆる「自動診断」とはまったく異なる概念や目的である点に十分な注意が必要である。CADの開発の歴史は文献に譲るが[6,7]、1960年代開発当初は、自動診断を開発することが目標であった。当時の技術では、実現の見込みは相当将来としか考えられなかったので、どちらでも良かった。自動車と自動運転車との呼び方の相違に似ている。

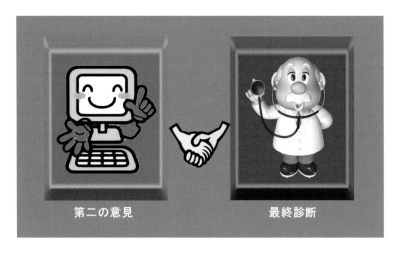

図1 コンピュータ支援診断（CAD）の概念図

3. CADの現状

　検出支援型CAD（CADeと略される）では、コンピュータで自動検出された病巣の候補位置を、液晶モニターなどの表示画像上にマーカーなどで医師に示す。例えば、▲（微小石灰化クラスター病変の候補）や＊（腫瘤候補）のような印、あるいは図2のように関心領域を囲む。これによって、医師が気付かない病巣やうっかりミスに対して、見落としを減少させることが期待され、診断の正確度の向上につながると期待される。特に、集団検診のような大量の画像読影の現場では、効果がより大きいと思われる。また、医師の読影経験の相違による病巣検出の読影結果の医師間のバラツキも減少させ、より高いレベルに診断を維持できるという期待もある。

　検出支援型CADでは、アメリカ食品医薬品局（FDA）の承認を得て、世界初の商用機（1998年）であるマンモグラフィーCADが有名であり、アメリカでは大成功している。乳がん領域の自動検出機能として、石灰化クラスターと腫瘤性病変の検出に大きな威力を発揮している。また、アメリカでは唯一の事例であるが、マンモグラフィーCADの利用により保険が適用され、これによりマンモグラフィーCADの普及は急速に進んだ。国内でも薬機法の承認を数社のCADが得て、販売されているが、保険の支援などがないため、アメリカほどの普及には至っていない。

　マンモグラフィー以外では、胸部単純X線写真あるいは胸部CT画像におけるノジュールの自動検出、大腸コロノグラフィにおけるポリープの検出の商用機が出現しており、FDAの認可を得ている（国内薬機はいまだ承認ならずという現状）。現時点では、大きく普及には至っていないが、胸部CTに対しては以下のように状況が変わりつつある。

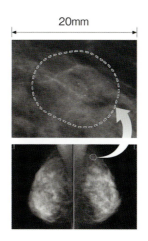

図2 乳房X線写真におけるCADeの微小石灰化領域の検出結果例

(画像提供:コニカミノルタ株式会社)

それは、2011年8月発刊の*N. Engl. J. Med.*誌で、アメリカの国立がんセンター(National Cancer Institute)における大規模無作為化試験(RCT)の実施結果の分析により、CTによる肺がん検診が、胸部X線検診に対して、20％の肺がん死亡率を減少できることを世界で初めて示したことに起因される[8]。また、2014年11月、アメリカの連邦政府機関である公的健康保険制度機構(Centers for Medicare & Medicaid Services、CMS)では、肺がん低線量CT検診の実施に対して公的保険を適用するには十分な根拠があるとする意志決定文書(Proposed Decision Memo for Screening for Lung Cancer with Low Dose Computed Tomography (LDCT) (CAG-00439N))を公表している[9]。これらにより、今後のCT画像を利用した肺がん検診の増加が予想され、その読影に対してはCADシステムの利用が必要不可欠になると考えられる。

診断支援型CAD(CADxと略される)では、画像による病巣の良悪性鑑別のような病変部の質的診断が難しい場合に、コンピュータにより分析された定量的なデータ(確率のような数値データ)を医師に提示することによって医師の客観的な判断を可能にし、診断の正確度を向上させることに期待される。アメリカ食品医薬品局(FDA)の認可基準が厳しく、残念ながらCADxの商用機はまだ存在していない。

最近は、類似症例を提示するという類似症例提示型CADの開発が行われており(**図3**)、それに近い商品がすでに出現している。

CAD装置を購入して使うには、それなりのコストが掛かる。これを保険でカバーされれば良いが、それは容易ではない。そこで、検診における二重読影の片方の医師を、CAD装置に置き換える検証が行われている(**図4**)。欧米の研究者らは、このCAD代替えについて、その有効性の証明に成功している[10-12]。

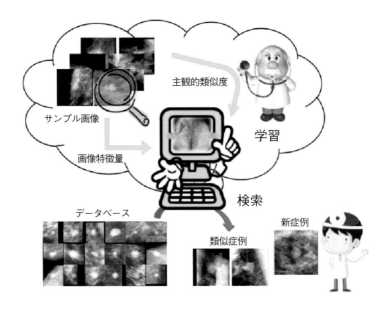

図3 類似症例画像検索型 CAD の概念図

(提供：岐阜大学 村松千左子先生)

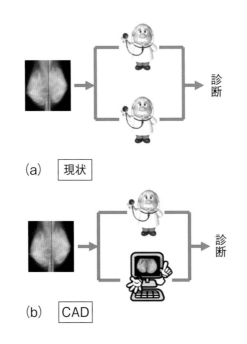

(a) 現状

(b) CAD

図4 医師の二重読影への CAD の導入

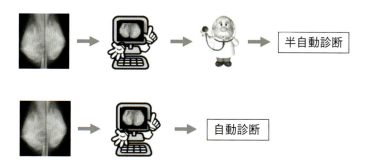

図5　CADの進化に伴う半自動診断（上）と自動診断（下）

4. CADの進化

今巷ではAI（人工知能）の第3次ブームに湧いている。特に、画像に対しては、ディープラーニング（深層学習）というAIにおける学習技術法の開発によって、高度なパターン認識が可能となった事例が多く示されている。ただし、これには学習に膨大な数の画像データを必要とする。一般画像であれば（例えば、猫の画像）、インターネット上から数百万のオーダーで容易に集められる。しかし、医用画像における病変部（例えば、がん）の画像を、そのようなオーダーで収集するのは困難を伴うため、そう簡単には応用ができない。実際、ディープラーニングがCAD分野に急速に利用され始めているが、一般画像に見られるような"格段の成功例"はまだ見られず、よって比較的少数データからでも高度な認識が達成できるような技術の開発が待たれる。

クラウド化、共通電子カルテ化などの導入が進むに従い、医療診断の向上を目指した新しい枠組みの中で、大量の医用画像が研究・教育のために共通で利用できる本格的な仕組みが確立されることが望まれる。これにより、現状のCADの精度のさらなる向上が達成できれば、CADも次の新しいステップに踏み出すと期待される。

例えば、CADが大量の画像群から、異常がありそうな確率の高いものだけを抽出し、読影の負担を減らすことなどが可能になるかもしれない（図5・上）。IBM社が開発した有名なワトソンでも、画像診断の一部にCADを取り込み、総合的な診断支援システムとして開発が進行中である。成功の鍵は、やはりCAD技術の高度化である。このとき、新しい時代に即応した新しい医学教育が必要になる。近い将来は自動診断も夢ではないかも知れない（図5・下）。

このような時代になると、人間医師は如何にうまくAI診断支援装置を活用して、より高度な診断を行うことが求められるようになるであろう。すなわち、人間（医師）と機械（AI）との"ハイブリッド医療"の時代が到来するのである。

■ **参考文献**

1) 西谷弘：序文：膨大なデータに振り回されている診療現場から，特集論文/3DCTの有効性と課題－精度の向上と膨大な情報量をどのように扱うか，*Medical Imaging Technology* 2007；25（2）：75-78.
2) http://www.meti.go.jp/policy/economy/gijutsu_kakushin/kenkyu_kaihatu/index.html#shokai.
3) Giger ML：Computer-aided diagnosis, in Syllabus：A Categorical Couse in Physics, Technical Aspects of breast imaging, Eds. Haus, AG and Yaffe MJ, 283-298, RSNA, USA（1993）.
4) Suzuki K, Shiraishi J, Abe H, MacMahon H and Doi K：False-positive reduction in computer-aided diagnostic scheme for detecting nodules in chest radiographs by means of massive neural networks, *Academic Radiology* 2004；12（2）：191-201.
5) Kundel H, Nodine C and Carmody D：Visual scanning, pattern recognition and decision-making in pulmonary nodule detection, *Investigative Radiology* 1978；13（3）：175-181.
6) 藤田広志，石田隆行，桂川茂彦（監修）；藤田広志，石田隆行，桂川茂彦，原 武史，目加田慶人，加野亜紀子，羽石秀昭（共編）：実践 医用画像解析ハンドブック，オーム社，東京，2012。
7) 藤田広志：コンピュータ支援診断（CAD）の技術史，電気学会誌 2013；133（8）：556-559.
8) The National Lung Screening Trial Research Team：Reduced lung-cancer mortality with low-dose computed tomographic screening, *N. Engl. J. Med* 2011；365（5）：395-409.
9) http://www.Cms.gov/medicare-coverage-database/details/nca-proposed-decision-memo.aspx?NCAId=274.
10) Karssemeijer N, Otten JDM, Verbeek ALM, Groenewoud, de Koning HJ, Hendriks JHCL and Holland R：Computer-aided detection versus independent double reading of masses on mammograms, *Radiology* 2003；227（1）：192-200.
11) Gilbert FJ, Astley SM, McGee MA, Gillan MG, Boggis CR, Griffiths PM and Duffy SW：Single reading with computer-aided detection and double reading of screening mammograms in the United Kingdom National Breast Screening Program, *Radiology* 2006；241（1）：47-53.
12) Gromet M：Comparison of computer-aided detection to double reading of screening mammograms：Review of 231, 221 mammograms, *American Journal of Roentgenology* 2008；190（4）：854-859.

I章 3 医療・医学教育におけるタブレットの活用の実例

自治医科大学 情報センター講師　淺田義和

> **要　約**
>
> 　スマートフォンやタブレット端末が登場してから間もないが、その携帯性と操作性がもたらす利便性は革命的であり、医療や医学教育にも計り知れないインパクトを及ぼしている。本稿では、その効果的な活用の先進事例を紹介する。
> 　医療現場における活用例としては、① 問診票のタブレット化、② 患者とのコミュニケーションにおける活用、③ 日常におけるデータ収集、④ 遠隔での画像診断、⑤ 遠隔コミュニケーションでの活用、⑥ 手術現場における iPad 利用事例、⑦ 医療機器の代替品、などを取り上げる。
> 　医学教育における活用例としては、① ラーニングとタブレット端末との親和性、② OSCE の評価をタブレットで、③ シミュレーションとタブレット端末、④ 電子書籍と学習分析、⑤ アプリを用いたセルフラーニング、などを取り上げる。
> 　まさにタブレットを制する者が競争に勝つ時代の到来であり、今後の活用を具体的に展望するので、自分の専門の仕事への取り込みの参考にされたし。

1. スマートフォン・タブレット端末の登場とその特徴

　2007 年 1 月 9 日、カリフォルニア州サンフランシスコにて Apple 社によるスマートフォン、iPhone が発表された。当時の CEO であったスティーブ・ジョブズは「電話を再発明する」とし、それまで一般的であった「入力用のキーボードがあり、画面操作はスタイラスペンで行う」というスマートフォンの常識を覆し、「大画面のスクリーンを保有し、必要なキーボードやアイコンはすべて画面上に表示。画面操作はペンではなく指で行

う」というスタイルの製品を打ち出して来た。

　iPhone が発表された当初、「こんな高い携帯電話が売れるわけない」という意見が多数であった。当時マイクロソフトの社長であったスティーブ・バルマーも、「500 ドルもする携帯を誰が買うんだ」と否定的な見解を述べていた。しかし、実際には iPhone はそのシェアを伸ばし、翌年に Google からリリースされた Android 端末も同様の「大画面でキーボードなし、操作は指で」というスタイルを踏襲していた。

　このようなスマートフォンの改変に続き、2010 年 1 月にはタブレット端末である iPad が登場した。9.7 インチの大画面になり、これまでのスマートフォンの大きさでは実現できなかったような作業が手元で実現できるようになった。論文の閲覧、あるいは原稿の校正作業などもタブレット機であればスムーズに実施できる。

　さて、こうしたスマートフォンやタブレットは、なぜ、これだけの注目を集めることになったのか。これには諸説あるが、筆者は特に以下の 3 つを考えている。

　1 番目にはその操作性、特にシンプルさと快適さが挙げられるだろう。筆者自身、電子手帳やスマートフォンはいくつか使用してきたが、「アプリ毎に必要な情報のみ画面に出し、それ以外は非表示」「ホームボタンを押すことでアプリを終了しホーム画面に戻る」というのは非常にシンプルな作りであった。また、画面操作もスムーズであり、画面を切り替えたり Web ブラウザで画面を下までスクロールしたりする際にも途中で引っかかるような感覚は感じられなかった。何か気になったことがあった時にその場でサッと調べたり、カレンダーや ToDo リスト、メモなどに記録を残したりする際、ストレスなく操作できるという点はとても重要である。

　2 番目はアプリの多様性である。発売された当時の iPhone には App Store の機能は存在していなかったが、2008 年の iPhone 3G の発表に合わせて App Store が公開され、ユーザーがさまざまなアプリを開発できるようになった。2015 年 6 月の時点で App Store に登録されている総アプリ数は 150 万以上、ダウンロード数は 1,000 億以上とされている。Android であれば Google Play ストアを通じて同様にアプリを開発・利用することができる。アプリの種類も多種多様であり、時間つぶしに利用できるゲームもあれば、ビジネスユースとして必要なタスク管理やオフィス機能を備えたアプリもある。単に操作が行いやすいだけでなく、「スマートフォンでこれを行いたい」と思ったことが容易に実現できるアプリが存在している（あるいは、なくても作り出せる）ことも重要な要素のひとつであろう。医療においても、例えば学会の抄録集をアプリで配布したりするなど、さまざまな活用がみられている。

　そして 3 番目はインターネットへの接続環境である。3G・4G や Wi-Fi を利用し、いつでもどこでも、自由にネットに接続することが可能である。これは特に、2 つめの特徴として挙げたアプリとの併用によって真価を発揮していると言える。常にインターネットに接続できることで、最新の情報をいつでもどこでも得ることができる。PubMed や UpToDate へのアクセスをいつでもどこでも行えるというのは非常に便利なものである。また、クラウド上のサービスとデータを同期することで、「職場で読んでいた論文の続き

を電車の移動中に読む」といったことも容易に可能である。

　これらの機能を有したスマートフォンやタブレットは、近年、医療現場や医学教育においてもさまざまな活用がなされている。ウエアラブル端末のように情報を収集する機器と合わせ、IoTを活用していくことで、データを分析・表示したり、遠隔操作を行うための端末としても利用することが可能である。その根本的な考え方としては単純であり、「インターネット接続とアプリを活用する」ことである。問題は、それらをどのように活用していくか、である。

　この章では、医療現場での活用と医学教育での活用、2つの視点から活用の具体例を紹介した後、今後の活用に関する予測・展望について述べる。

> 参考資料：U-tube　https://www.youtube.com/watch?v=eywi0h_Y5_U
> 　　　　　マイクロソフト　バルマーによるiPhoneの評価

2. 医療現場における活用

1) 問診票のタブレット化

　診察前に事前に患者が記載する問診票や質問票は、診察・診断を行うにあたって有用な情報が含まれている。従来は紙媒体で実施されることも多かったが、特に電子カルテの利用が増加している現在では、得られた問診票を電子化してカルテと合わせて保存しておくにも手間が発生する。このような場面で役に立つのがタブレット媒体による電子問診票である。医療現場での利用の事例として、まずはこの例から見ていこう。

　電子問診票は、主訴や現病歴、既往歴などを患者がタブレットの画面上で操作・入力するためのシステムである。VAS（Visual Analog Scale）を利用し、痛みの程度などを回答してもらうことも可能である。電子問診票で入力されたデータは、サーバとの通信を通じて自動的に電子カルテ上にも保存される。つまり、医師が患者を診察し、カルテに入力を試みる際には、すでに問診票の情報がそこに取り込まれていることになる。入力の手間が減るだけでなく、問診票の結果とその場での診察結果の差を確認し、さらに追加の情報が必要であるかどうかを判断することも可能となる。また、データが最初から電子化されているため、集計や検索を行いやすいというメリットもある。従来のようにスキャンや手入力によってデータを保存していた場合には困難であったことも、電子カルテシステムを含めた統合によって容易に実現可能となった。

　この電子問診票は、患者の側から考えるとどのようなメリットがあるのだろうか。愛媛大学の森野氏による研究報告では、27名の患者による利用において、84％の患者がiPadでの問診票の方が利用しやすいと回答しており、また入力に関する時間についても、患者によっては看護師やクラークによる操作説明が必要であった場合もあるが、平均6分の入力時間

であり、紙媒体での入力のおよそ半分程度の時間で入力が完了している。これらの利用結果から、医療者側だけでなく、患者にとっても負担軽減となり、活用する利点があるといえる。

　もちろん、前述のようにタブレットの操作に慣れていない患者に対しては入力に際しての補助が必要になることや、スタッフに関する利用方法の教育、さらにはサーバを含めた利用環境の整備・初期投資の必要性などのデメリットは存在している。しかし、これらのデメリットは「問診のみでタブレットを活用する」ことを考えた際に発生しうるものである。当然ながら、タブレットの活用方法としては診察・診断だけでなく学生教育の利用や患者とのコミュニケーションも含めてさまざまな活用方法が存在している。利用方法に関する教育やサーバの整備などは、一度実施してしまうことでその後の応用がしやすい。このため、中長期的に考えることで導入時のデメリットは容易に埋め合わせが可能となる。単にひとつひとつの利用場面に関してデメリットを考えるのではなく、より広い視点で環境整備を検討することが導入時に必要となる。

> 参考資料：整形外科でのITの活用 第5回 外来編 iPadを用いた問診表・質問票の作成および電子カルテとの連携と効果（自動的患者立脚型評価法）森野忠夫．関節外科 33（5）570-573 2014

2) 患者とのコミュニケーションにおける活用

　問診だけでなく、入院中の患者とのコミュニケーションを行うにあたっても、タブレット端末は有用である。簡単な活用例としては、筆談用のアプリを利用して声の出せない患者との対話を促進するといった活用方法がある。余談ではあるが筆者も一度、風邪をこじらせてほとんど声が出なかった時期があり、こうしたアプリのお世話になったこともある。「声が出ない」「言いたいことを伝えることができない」というのは非常に苦痛であるし、聞き手の側としても「何を言っているのか分からない」のは不満のもとである。

　医療現場でのコミュニケーションに特化したアプリとしては、人工呼吸器使用中や気管切開中の患者が利用することを目的とした「ICU POINTALK」などがある。50音表示での入力や手書きの文字認識に加え、医療現場でよく使われる物や部位の名称から入力して表現をすることが可能となる。これにより、「声が出せなくて言いたいことが伝わらない」という不満を減少することができる。実際、アプリを利用した対話を通じて、患者が自己効力感や安心感を感じられているという報告もなされている。アプリの名称こそ「ICU」とついてはいるが、発語が困難な患者に対して広く利用することが可能であろう。

　こうしたコミュニケーションのアプリについては、ナースコールなどの連絡システムと連動できれば、より迅速かつ密な意思疎通を図ることも可能となるだろう。しかし、一方であまりにコミュニケーションツールに頼り切ってしまい、「ベッドサイドにいかなくても患者の様子が分かるから安心」と思ってしまうのは本末転倒である。あくまでこうした

アプリはコミュニケーションを促進するためのものであり、楽をするためのものではないということを念頭において活用する必要がある。

> 参考資料：立石 実．ICU における挿管中の患者とのコミュニケーションサポート，治療 2014;
> 96（9）：1370-1373.

3）日常におけるデータ収集

　ここまで見てきた例は、「院内での患者とのコミュニケーション」を促進するためのものである。次は少し視点を変えて、患者が普段の健康管理を行ううえでタブレットやスマートフォンがどのように役立つかを事例と合わせてみてみよう。

　患者の立場から考えた際、常日頃から測定しやすいデータと言えば体温・血圧・体重などが挙げられるであろう。最近では Wi-Fi や Bluetooth 機能を備えた体温計や体重計なども登場してきており、予め自分のスマートフォンやタブレットを設定しておくことで測定したデータを一元管理することができる。ひとつひとつのデータを手入力する手間が減るだけでなく、複数の数値データを同じアプリ内で扱うことができるため、体重変化の傾向や他の測定値との相関などを簡単に見ることが可能である。

　スマートフォンであれば、普段からポケットに入れて持ち歩いている人も多いことだろう（タブレットはさすがに無理だろうが）。スマートフォン、あるいは GPS を内蔵した歩数計を持ち歩いていれば、その日の歩いた距離や時間を自動的に記録することが可能である。機器によっては単に歩数だけでなく、歩いたのか走ったのか、どのくらい階段を昇降したのか、などの詳細データを合わせて記録してくれるものもある。もちろん、手入力で情報を追加・編集することもできるため、「30 分の水泳」などスマートフォンを持ち歩いていない状態のログを合わせて記録することも可能である。最近では腕時計型のスマートウォッチでも同様に運動結果を測定することができる。また、運動時間に加えて「睡眠時間」や「睡眠の質」を測定するための端末も登場してきており、利用可能な場面がさらに増えている。

　運動に関しては「消費カロリー」に関するデータである。では、その逆に「摂取カロリー」はどうか。例えば毎日の食事内容を登録することでカロリーを計算し、総摂取カロリーを算出してくれる Web サービスがある。これをスマートフォンの健康管理用アプリと連動することができれば、消費カロリー・摂取カロリーをそれぞれ一元管理できる。また、こうしたカロリー計算のサービスの中には SNS のようにコミュニティを作る機能を有しているものや管理栄養士などの専門家からのアドバイスを得られるものもあり、「一人ではなかなか続けられない」という状況を回避するためにも有用である。

　食事と合わせて、日常的に摂取する可能性があるのは「薬」である。お薬手帳を持ち歩いている人もいるが、これを電子化して「電子お薬手帳」として扱っているアプリも多数存在する。QR コードを利用して簡単に薬剤の情報を登録できることに加え、患者が処方

箋の情報を登録することで調剤の待ち時間を減らすことにも効果を発揮している。

　さて、ここまで見て来たものは「これまでも測定・記録することができたデータを効率的に保存する」ことに焦点をあてたものである。最後にひとつ、「今までは測定・記録することができなかったデータを記録する」ための端末を紹介する。

　JINS MEME は 3 点式眼電位センサ・3 軸加速度センサ・3 軸ジャイロセンサという 3 種類のセンサを備えたメガネ（アイウエア）である。これらのセンサによって、装着している人の目の動き（視線移動やまばたき）、身体のバランスなどを測定できる。このアイウエアで測定されたデータは、スマートフォンやタブレットで利用可能な専用アプリを通じて解析し、その結果を確認することが可能である。例えば運転中に瞬きの程度を測定し、運転手の疲れを間接的に測定する、というアプリが提供されている。価格は数万程度と一般的なメガネに比べれば高くなっているが、これまで得られなかった情報を測定・解析できるという意味では興味深いものである。

　なお、この JINS MEME は研究者向けのアカデミックパックも用意されており、一般向けに販売されているモデルでは取得できない生データをリアルタイムで取得し、解析することが可能となっている。医工連携による転倒防止のためのリスク指標開発などのテーマで研究が進められており、今後の発展に期待の膨らむ分野である。

> 参考資料：1）http://www.wellnesslink.jp/p/product/　ウェルネスリンク対応
> 　　　　　2）http://www.apple.com/jp/ios/health/　iOS9 ヘルスケア
> 　　　　　3）http://www.apple.com/jp/watch/health-and-fitness/　Apple watch
> 　　　　　4）https://jawbone.com/　睡眠
> 　　　　　5）http://www.asken.jp/　あすけん　カロリー摂取
> 　　　　　6）http://www.nichiyaku.or.jp/e_okusuritecho/howto.html　電子お薬手帳
> 　　　　　7）https://portal.okusuriplus.com/　お薬手帳プラス
> 　　　　　8）https://jins-meme.com/ja/　JINS MEME

4）遠隔での画像診断

　スマートフォンやタブレットを活用し、遠隔にいる医師に CT や MRI の画像情報を送信することで、早期診断を行うことが可能となる。従来であれば高解像度の画像情報を遠隔地と共有することが困難であり、カルテ上の情報や電話での口頭伝達で判断が付かないようなケースでは直接医師が病院で撮影画像を確認する必要があった。しかし、夜間や休日での対応、あるいは遠隔の診療所からの要請の場合、時間的・地理的な問題から医師の負担が増大してしまうという課題もあった。

　こうした状況において、院内で撮影された高解像度の CT・MRI 画像について、解像度を保持したまま遠隔の医師が閲覧できるようにすることで、医師の負担を軽減することが可能となった。現在ではスマートフォンやタブレットのディスプレイも高解像度に対応しており（例：

iPhoneやiPadのRetinaディスプレイ)、院内での読影と同程度の精度で画像診断を行える。

さらに、遠隔通信によって医師の協力を得ることで、診察・診断にかける時間を大幅に短縮できる。特に救急患者の対応などでは1分1秒の時間を争う場面があり、こうした状況下における治療の効果を高めることにも繋がる。

なお、こうした画像診断の際、注意しなければならないのは機密情報の取り扱いである。画像情報には、患者の個人情報が含まれるため、セキュリティ対策を入念に行う必要がある。例えば、以下のような方策が必要になるだろう。

- 院内に遠隔画像参照用のサーバを設置し、院外からはVPN(Virtual Private Network)を通じてアクセスし、閲覧する。
- 遠隔画像参照用サーバにデータを入れる際は患者の氏名やIDなどの情報は削除し、データ参照専用に用いるコードを付与する。
- 閲覧に用いた端末にはデータを保存せず、閲覧する際には常にオンラインでの接続を必要とさせる。

参考資料：1) 遠隔診断：http://www.innervision.co.jp/feature/mobiledevice/201208

5) 遠隔コミュニケーションでの活用

遠隔地とのコミュニケーションを促進するという使い方は、画像診断以外にも展開が可能である。すでに国内でも導入されている事例としては、救急時・災害時等での患者搬送やDMAT派遣に際しての連絡用ツールとしての活用である。

京都府では、タブレット端末を活用し、救急医療情報システムを新たに構築している。この目的は、より迅速かつ的確な救急搬送の実現を図ることであり、そのために医療機関と消防機関との間の情報連携を目指している。タブレット端末を通じた救急搬送情報の共有を行うことで、傷病者や搬送情報の共有化を図り、救急機関での受け入れ体制を把握することも容易となっている。また、これに加えて局地的な災害が発生した際にも事故情報や傷病者の情報を共有し、円滑な災害対応を行うことができる。

宮城県では、東北大学病院が主体となり、災害時の避難所アセスメントに焦点をあてたシステムの開発が着手されている。各救護チームが避難所を回った際にモバイル端末から食料や水、衛生環境、患者情報などの医療に必要な情報を登録し、拠点本部から確認可能なサーバへと蓄積することが目的である。これによって各避難所でのニーズを速やかに把握し、必要な資源の配分を的確に行うことが可能となる。

災害時には通信インフラ自体がダメージを受けてしまう可能性もある。この宮城県の検証実験ではインターネット衛星を通じた回線を活用しており、避難所から送信されたデータを確実に本部に届けることに成功している。

このほか、遠隔でのコミュニケーションを促進するためのアプリを開発・活用している

事例もある。単に普通のコミュニケーションを取るだけであればLINEやSkypeなどのアプリが利用可能であるが、医療情報を扱う以上、一定レベル以上のセキュリティを担保し、かつ確実に連絡をとる必要がある。東京慈恵会医科大学の郭氏らはVPNを利用した医療用コミュニケーションアプリを開発している。アプリ内での画像交換やチャット送信など、機密性を保ったうえで実施できるようにし、チーム医療の活性化を実現している。チャットに関しては既読管理もなされており、日常での連絡にも活用しやすい形としている。

モバイル端末、特にスマートフォンは元々の特性からしてもコミュニケーションに活用しやすい端末で、今後もさまざまな活用事例が広がっていくと考えられる。

> 参考資料：1）京都：http://www.nga.gr.jp/app/seisaku/details/4901/
> 　　　　　2）宮城：http://www.crcm.hosp.tohoku.ac.jp/news-topics/000026.html
> 　　　　　3）急性期救急病院における遠隔診断・治療補助システムの実際と医療関係者間コミュニケーションアプリの開発．郭 樟吾，髙尾 洋之，村山 雄一，治療 2014；96（9）：1366-1369.

6）手術現場におけるiPad利用事例

　診断だけでなく、実際の手術を行う際にもタブレットの活用は有効である。

　神戸大学大学院の杉本氏は、iOSおよびMac上で動作する画像処理ソフトであるOsiriX（自身も開発に携わっている）を利用した手術の実践を行っている。OsiriXはCTやMRIによって取得できる人体の断面画像を元に3D画像を作成できる。これにより、患者の手術部位およびその周辺について、病変の位置情報や血管や臓器の立体構造などを再現し、手術の前に予め入念な検討を行える。同様の事前検討は3Dプリンタによる造形などでも可能ではあるが、3Dプリンタの場合は造形に時間がかかってしまうことに加え、自由に拡大縮小をしたり、特定の臓器のみを残して内部構造を確認することは不可能である。タブレット上の仮想世界で3D画像を再現することで、これまで不可能であったことが容易に実現できるようになった。

　こうした画像の再現は医療者間のみならず、患者・家族への説明等でも利用することは可能である。CT画像などを断片的に提示して説明を受けるよりも、立体的な画像を再現し、必要に応じて病変を拡大したりしながら説明できれば、より患者・家族の理解を深め、同意を得やすくなっていくだろう。

　なお、前述した3Dプリンタでの造形に関して、複数の素材を利用して造形し、生体に近い触感・構造で臓器モデルをプリントアウトすることも可能となって来ている。現時点ではタブレットで表示された3D画像に「触る」ことはできないが、実際に造形された臓器モデルを併用することでより有用性が高まってくると考える。本稿はあくまでタブレットの活用に焦点を置いているため3Dプリンタの活用に関しては割愛するが、このような新しいものづくり、デジタルファブリケーションも興味深い分野のひとつではある。

さて、ここまで述べた「3D画像の検証」は、あくまで手術前の事前検討に関するものである。だが、実際に執刀する医師の立場であれば、事前に確認するだけでなく、実際に手術を行っているその場でも必要に応じて画像を確認したいと考えるであろう。一方で、手術現場にiPadを持ち込むことを考えた場合、衛生面の問題を解決する必要がある。杉本氏は医療用の防水滅菌バッグの開発も実施し、手術現場において安全にiPadを操作するための環境を整えることにも成功している。タブレットに限らず、新しい端末を医療現場で扱うにあたっては、こうした環境面の整備も必要不可欠である。逆にいえば、「技術的には十分可能であるが、導入する環境を整えることが困難なために実現されていない」というタブレットの活用事例もまだまだ存在していると言える。

参考資料：1）http://www.innervision.co.jp/feature/interview/20120918
　　　　　2）http://3d-printer.stratasys.co.jp/jpn/case004/
　　　　　3）http://www.newton-graphics.co.jp/archives/2157
　　　　　4）科学技術動向研究　デジタルファブリケーションの最近の動向：3Dプリンタを利用した新しいものづくりの可能性, 蒲生秀典, 科学技術動向. Science & technology trends2013；137：19-26.

BOX　医療機器の代替品

　医療機器そのものについても、タブレットのアプリを活用することで代替利用が可能となっているものが登場して来ている。ここではいくつかその例を示す。

◎聴診器：Steth IO

　スマートフォンに聴診器型のケースをつけ、実際の聴診器と同じように低周波を測定できるようにしたものである。元々は3Dプリンタによって作成されたものであり、従来の聴診器と比べて安価で利用することが可能である。さらにアプリとして作成されているため、実際の聴診器では不可能であった「音の可視化」や「データ化・保存」も容易に可能となっている。
http://stethio.com/、http://i-maker.jp/steth-io-2428.html

◎12誘導心電図：smart ECG

　12誘導のケーブルとタブレットとをワイヤレスで通信し、コンパクトに12誘導心電図を測定することを可能としたものである。災害時や救急場面、在宅などで特に利用が効果的となる。また、一般の12誘導心電計と比較して安価に入手することもできるため、教育利用として複数台導入することも容易である。http://ecg-labo.com/

◎超音波エコー

　12誘導心電図と同じような考え方であり、タブレットやスマートフォンとエコーのプローブを直接通信させることで超音波での画像診断を実施しやすくするための装置である。ただし、心電図と異なり、例えばCV穿刺のように「エコー画像を見ながら

穿刺する」というような手技の際にはデータ通信に伴うタイムラグが発生することは致命的であるため、導入に際してはより一層の注意が必要と思われる。
http://www.healthcare.philips.com/main/products/ultrasound/systems/visiq/

◎血糖測定
　糖尿病の患者にとっては、日々の血糖値測定が重要な意味を持つ。スマートフォンやスマートウォッチと測定器を連動させることで、血糖値の測定に関しても実現可能となっている。将来的にはリアルタイムで血糖値の測定を続け、低血糖・高血糖の症状が出る前にアラートを出すような仕組みも開発されてくるであろう。
http://www.dexcom.com/dexcom-g4-platinum-share

3. 医学教育における活用

1) e-ラーニングとタブレット端末との親和性

　タブレットやスマートフォンでは容易にインターネットへのアクセスが可能である。このため、近年で利用が増加している e-ラーニングや e ポートフォリオといったオンラインでの学習環境（LMS：Learning Management System）の活用もできる。教育での活用に関するひとつめの話題として、e-ラーニングを取り上げる。

　e-ラーニングの利点のひとつは「いつでも、どこでも」学習が可能なことである。MOOCs（Massive Open Online Courses）のように公開されているコンテンツであれば、「誰にでも」という特徴も加わる。しかし、一昔前であればインターネットにアクセスするにはデスクトップPCが必要であり、「どこでも」と謳っていながら実際の所は「どこでも、ただしPCがある場所に限る」という状況が発生していたこともあった。e-ラーニングを行うには基本的にオンライン環境への接続が必要であるため、ノートPCが普及してもなお「ネット接続ができる場所に限る」という条件が残ってしまっていた。

　近年、スマートフォンやタブレットなど、それ自身が単体でインターネットへ接続できる端末が登場したことで、利用可能な場面が大きく広がってきた。動画講義を視聴したり、知識確認の小テスト問題に解答したりする程度であれば、スマートフォンの画面でも十分学習できる。実際、筆者も学生教育に利用しているLMSへのアクセスをスマートフォンで行ったり、自分自身が学習者としてLMSをタブレット経由で利用したりした経験が多々ある。また、広く利用されているLMSの一種であるmoodleのように、スマートフォンやタブレットなどのモバイル端末からアクセスする際には専用の画面表示に切り替える機能を有しているものも多数存在する。このため、画面サイズが少々小さい端末であったとしても特に不便を感じることなく学習を進めることが可能となる。

また、タブレット端末は学習に利用するだけでなく、e-ラーニング用の教材として動画の撮影や音声講義の録音をする際にも有用である。予め作成してあるスライド（PowerPointやPDF）に対して音声を録音したり動画を挿入したり、簡単な解説を書き込んだりする程度の加工であれば、数百円程度のアプリを利用することで容易に実現可能である。音質や画質にこだわるのであれば別途でカメラやマイクを用意する必要はあるだろうが、それでもわずかな予算で教材を作成し、YouTubeや自施設のLMSにアップロードができるのは便利である。
　さらに、タブレット端末であればSkypeやLINEのような音声通話アプリを利用することも可能であり、必要に応じてオンラインでのリアルタイム講義・ディスカッションなどを開催することもできる。タブレット端末とLMSを組み合わせて活用することで、いつでもどこでも、自分がいる場所をそのまま学習の環境として変化させ、学びを深めることが可能になるのである。

参考資料：1）Moodle　https://moodle.org/?lang=ja
　　　　　2）Explain Everything　http://explaineverything.com/

2）OSCEの評価をタブレットで

　学生が臨床実習を行うに当たって避けては通れない課題のひとつがOSCE（Objective Structured Clinical Examination、客観的臨床能力試験）である。臨床実習を行うために最低限必要な能力に関する試験であり、医療面接や手技の基本的な手順を問うレベルのものとはいえ、学生にとっては難題のひとつである。一方で、実施をする教員側にとっても、OSCE実施時の負荷は相当なものである。100名を超す学生に対して数分刻みのスケジュールの中で次々に学生を評価し、その結果を採点表に記入する。この際、特に頭を悩ますのが、採点漏れや記入ミスである。また、試験が終わればその結果を集計し、合否に関する判定を行うが、この入力・結果分析の業務に関しても相当な負荷が発生してしまう。こうした状況において、タブレットを活用することで効率化を図ることが可能である。
　基本的な必要な機能としては単純であり、事前にOSCEの項目に合わせたチェックリストをタブレット上で利用できる形として作成する受験当日、受験する学生の学籍番号と各項目に関する評価結果を入力してサーバに登録するすべての試験が終わった時点で解析・評価を行うということができればよい。紙媒体と異なり、入力時に必要項目が満たされているかを自動でチェックすることができるため、採点漏れや記入ミスなどの人的エラーの発生を低くすることが可能である。実際、海外ではオンラインのサービスとしても展開されている事例がある（eOSCEなど）。さらに、すべてのデータが電子情報として得られるため、試験が終わった時点で即時の判定できる。また、課題毎の合格率やチェック項目別の達成率評価など、学生の傾向を分析することにも容易に展開することが可能である。
　一方、導入するにあたっては評価者分の端末を用意するという金銭的な負担と合わせ、

端末およびサーバのトラブルについて入念に対策を講じる必要がある。OSCE は試験として行われているものであり、決められたスケジュールの中で学生は次々に評価を受けていく。実習であれば途中でトラブルがあった際も言い訳が効くが、試験であってはそうはいかない。場合によっては、その時点で試験が継続できなくなるだけでなく、公平性のためにすべてをやり直すことも検討しなければならない。端末毎にオフラインで評価して最後にサーバへ送信して集計する、それぞれの手技毎に予備の端末を用意し常に同期しておく、などの方策を複数とることである程度は対応可能であるが、データのバックアップ、あるいは試験時間の調整などを含めた検討と事前のシミュレーションが不可欠である。

> 参考資料：1）タブレット端末を利用した OSCE 実施支援システムの導入（会議録），早坂 明哲（日本医科大学医学教育センター），井上 千鹿子，伊藤 保彦，竹下 俊行，藤倉 輝道，医学教育 2015; 46 巻 Suppl. Page224.
> 2）eOSCE　http://eosce.ch/
> 3）OSCEonline　http://www.osceonline.com/

3）シミュレーション教育とタブレット端末

　学生・医師を問わず、シミュレーションが教育に占める割合は年々増加している。このシミュレーションに関しても、タブレットやスマートフォンなどの活用が見られている。例えば簡単な例としては、シミュレーションを行う際にタブレットを横におき、動画教材やテキストなどを適宜確認しながら手技の練習を行う活用方法がある。前述した e-ラーニングの活用と組み合わせ、事前学習で用いた教材を再度利用できるようにすれば学習効果をさらに高めることができるであろう。なお、タブレットで再生するものは、録画された動画教材やテキストに限るものではない。遠隔地にいる指導医と中継をつなぎ、シミュレーション時の指示や修了後の振り返りに際して直接指導を仰ぐことも可能である。これは言ってみれば、英会話のオンラインレッスンの医療シミュレーション教育版、と考えることができる。

　シミュレータそのものについてもタブレットの利用が増加している。例としては、バイタルサインの測定や CPR、薬剤反応の再現などが可能な高機能シミュレータ（マネキン）に関しても、操作用の端末がノート型 PC からタブレット端末へと移行しているものが見受けられる。

　練習用 AED や心電図モニターに関しては、タブレット用のアプリとして単独で販売されているものもある。単に波形や数値を表示させるだけでなく、予め設定したシナリオに沿ってデータを変化させることも可能であり、ACLS や PALS 等のコースにおいても活用することができる。また、アプリによっては 12 誘導心電図や X 線画像などを必要に応じて表示させることもでき、シナリオ学習を行っている際の追加情報の提示などを行うこともできる。

　こうしたアプリを活用することは、安価で容易にシミュレーションを運用することが可能であるだけでなく、教育における安全性を高めることにもつながる。

　ACLS 等のコースを運用するにあたり、従来のシミュレータを活用してシナリオ学習を

行う場合、除細動を実施する際には本物の除細動器を利用する必要があった。普通は安全のために出力を下げて練習するが、仮に150Jでの除細動を行った場合は学習者が感電するという危険性もはらんでいる。心電図モニターと除細動器とをひとまとめにして扱うことができるタブレット上のシミュレータであれば、実際に電流を流す必要はないため、誰でも安全にシミュレーション学習を進めることができる。

　また、シミュレーションで「安全のため2Jで」利用する学習を繰り返してしまうことで、実際の臨床現場においても誤って2Jで除細動を行ってしまうというインシデントにもつながり得る。アプリ上の除細動器であれば安心して150Jでの充電・放電をシミュレーションすることが可能であるため、こうした認知技能に関するエラー発生を低減することもできる。

　タブレットのカメラを通じた映像のみを利用することで術者の視野を制限し、鏡視下手術のシミュレーションを行うといった器材も存在する。アプリによってはカメラで表示させる画像を反転する機能もあるため、上下が逆さまになった視野などを再現して手技を練習することも可能である。また、録画機能を利用すればシミュレーションしている状況をそのまま動画として残すことも容易であり、実施後の振り返りに役立てることもできるであろう。

　カメラの活用例のひとつとしては、他にもAR（Augmented Reality）の事例がある。ARとは、予め二次元バーコードのようなマーカーを作成しておき、そのマーカーをカメラで読み込むことで、あたかもその場所に物体が存在しているかのようにカメラ上で表示させるものである。例えばシミュレータの上にマーカーを置くことで、カメラを通じて外傷を再現したり、臓器や血管の走行などを確認できるようにすることが可能となる。なお、ARについては、タブレットよりもスマートフォン、さらにはスマートフォンよりもGoogle Glassのようなウエアラブル端末の方がより自然な形で画像を見ることができるであろう。

参考資料：1） 客観的臨床能力試験（OSCE）対策としてのiPadおよびeラーニング教材を活用した自主学習環境の効果と課題：淺田義和，鈴木義彦，長谷川剛，河野龍太郎, 教育システム情報学会誌 2014；Vol.31，No.1：81-86.
2） ALSシミュレータ　http://www.laerdal.com/jp/ALS
3） SimPad　http://www.laerdal.com/jp/SimPad
4） HAL S3201　http://www.gaumard.com/s3201
5） SimMon　http://castleandersen.dk/apps/simmon/
6） D.A.R.T sim　http://ecg-simulator.com/
7） ラパロトレーニングバインダー　http://www.tech-kg-shop.com/SHOP/LTB1-P.html
8） Augmented Reality：A tool for teaching Health Science students：Raul Caraballo Guevara, Saby Camacho Lopez, AMEE 2014 abstract p765

4） 電子書籍と学習分析

　タブレットと親和性の高い教育用教材として、e-ラーニング以外に電子書籍がある。大手のAmazon Kindle以外にも、電子書籍の閲覧環境は多数存在している。ここではそ

のひとつとして、BookLooperというアプリを紹介する。

　BookLooperは京セラによって開発された電子書籍の閲覧環境である。慶應義塾大学医学部では医学系の出版社3社と協力し、2013年よりiPadを学生に配布し授業・自宅学習などでの導入を行っている。電子書籍を教科書として活用する際に課題となるひとつはその品揃えであるが、この活用事例では医学系出版社との協力を通じて必要な教科書を揃えることに成功している。また、電子書籍だけでなく、教員が作成したPDF資料を配信する機能も備えている。これにより、授業での活用範囲をより広げることが可能となる。

　さらに、BookLooperを活用する大きなメリットとしてもうひとつ、「学習分析（Learning Analytics、LA）」の機能が挙げられる。学習分析とは、学習者の学習結果だけでなく、学習過程についてもデータを測定・収集し、分析を行う活動のことである。moodleのようなLMSを活用することでe-ラーニング上のデータについては解析が可能であるが、これに加えてタブレット等の教材を活用している際の学習過程についても分析することを視野に入れている。

　BookLooperではこの学習分析を行うにあたり、閲覧した時間やページ数などを時系列で集計・解析することが可能である。つまり、講義や演習・実習時に各学生がどのようなページをどの程度開いているかを確認できる。これによって、学習者の立場でどのコンテンツが特に重要であるか（あるいは理解が困難であったか）などを間接的に検討することが可能となる。また、一般的な電子書籍・PDFのビューアと同様、BookLooperにもマーカーでのハイライトやメモを追加する機能がある。このマーカー箇所やメモ内容についても分析対象とすることが可能である。これにより、例えば要約版のテキストを作成したり、学習用の小テスト問題を自動作成したりするなどの活用方法も考えられる。

　学習分析を行うにあたってはデータを収集するための端末・アプリの整備に加え、解析を行うための統計に関する知見、さらには教育への応用・フィードバックを行うための教育学の知見なども求められる。このため、「タブレットがあればいつでも学習分析ができる」というわけではない。しかし、逆にいえばデータさえ収集することができれば、あとは統計・教育等の分野の専門家と協力することで大きな効果を得られる。ここでは電子書籍から得られた情報の学習分析を例に挙げたが、これ以外にもシミュレーション教育における活用（シミュレータから得られた学習過程のデータを分析）など、幅広い展望が考えられる。こうした活用を考えるにあたって、その第一歩である「データ収集」においてタブレット端末はさまざまな利用をすることができるであろう。

　参考資料：1）電子書籍とLA　BookLooper：http://www.kccs.co.jp/release/2013/0423/
　　　　　　2）LAの定義：1st International Conference on Learning Analytics and Knowledge, Banff, Alberta, February 27-March 1, 2011, as cited in George Siemens and Phil Long, "Penetrating the Fog：Analytics in Learning and Education," EDUCAUSE Review, vol. 46, no. 5（September/October 2011）.
　　　　　　3）学習分析学会ウエブサイト：http://jasla.jp/

BOX　アプリを用いたセルフラーニング

　スマートフォンやタブレット端末ではさまざまなアプリが利用可能である。中にはもともと医学教育用に開発されているものもあり、学生や研修医たちが自己学習に活用することも可能である。ここではその代表例を紹介する。

◎バイタルサイン（バイタルサインHD）

　血圧や意識レベルといったバイタルサインの測定に関して、基礎理論や実際の手技手順を動画とテキストで学ぶことができるアプリである。また、心音や肺音などの音が内蔵されており、実際にその音を聞きながら学習することもできる。現場で聞くことができる音とは違いが生じてしまうのは否めないが、自由に繰り返し音を聞いて学習できるという点では有意義である。

http://www.pharmedico.com/system/apps/vital.html

◎解剖学（Complete Anatomy）

　人体の解剖データが内蔵されており、拡大や縮小、臓器別の表示などが可能である。静止画ではなく自分の見たい方向から臓器を選んで表示できるため、書籍や動画では困難であった学習も容易に可能となる。また、ペン型のデバイスを利用して実際に骨や筋肉などを切断しながら解剖を体験することも可能である。

http://completeanatomy.3d4medical.com/

◎生理学（The Human Body）

　元々は子ども向けの学習用アプリという印象があるが、タブレット上でさまざまな操作をしながら人体の解剖生理について学ぶことができる。例としては、「呼吸と合わせてどのように肺が動いて酸素を取り込んでいるのか」「網膜には映像がどのように映っているのか」などをみることが可能である。また、多言語対応アプリであるため、医学英語を学ぶという方法で利用することもできる。

http://tinybop.com/apps/the-human-body

◎病理学（Johns Hopkins Atlas of Pancreatic Pathology）

　1400以上の画像が含まれており、文字通りアトラスとして学習に利用することができる。また、Teaching Algorithmとして学習効果を高めるための支援機能が内蔵されており、病理に関する学習を系統立てて進めることが可能となっている。知識確認用の多肢選択問題も含まれているため、自己学習用教材としても有用である。ただし、現時点では日本語に対応はされていない。

http://pathology.jhu.edu/pancreas/ipad/

◎救急医学（Resuscitation!）

　シナリオに沿った蘇生シミュレーションをスマートフォンやタブレット上で行うものである。複数のシナリオが用意されており、各シナリオでどれだけの達成率であったかを振り返ることもできるため、繰り返しの学習を行うことで理解を深めることが

できる。なお、本アプリも海外製であるため、英語で学ぶ必要がある。学生教育などで使うには少々注意が必要かもしれない。http://emgladiators.com/resus/

病理学や救急の例に限らず、「開発元が海外であり、日本語版が存在しない」というものは非常に多い。アプリの質としても玉石混交であるのは事実だが、より多くの選択肢を考慮できるという意味では英語版の活用を視野に入れておいてもよいだろう。

4. 今後の活用展望

　ここまで、スマートフォンやタブレットといったモバイル端末を医療現場・医学教育に活用されてきた事例について紹介してきた。これ以外にも、例えばiPadの活用事例に関して、Appleより「Transforming Healthcare」と題した電子書籍が無料配布されている。国内の事例に関しても、innavi netにて「モバイルデバイスで加速する医療IT」などの特集が公開されている。本稿で紹介した事例もいくつか紹介されているため、興味があればそちらも参照して欲しい。

　今後、ますます科学技術は発展し、IoT（Internet of Things）の拡充も進むであろうが、スマートフォンやタブレットはどのような活用展望が見られるだろうか。

　まずは端末自体の高性能化に伴う機能の拡大である。例えば聴診であれば、シミュレータであれば数百万円規模であるが、タブレットのアプリであれば数百円から入手可能である。もちろん現時点では音質などの点で劣る点はあるが、これに関しては録音されている音源そのものの問題であり、タブレット端末だけで同等の学習ができるようになるだろう。また、解剖のアプリに関しても、標準で内蔵されているデータに関しては高額なシミュレータと同等の機能を備えて学習に活用できる。今後アプリの機能が高まっていくことで、内蔵データだけでなく、実際のCTやMRIの画像から患者の立体画像を再現し、解剖を確認することもできるようになると考える。

　次に、インターネット回線の拡充やセキュリティの担保といったインフラの整備が進んだことを考える。遠隔での画像診断ではあくまでその時の画像データだけを送信することを考えたが、これがさらに拡充すれば、自宅に居ながらにして該当患者のカルテを参照することもでき、診断を行うための情報を得ることができやすくなるだろう。さらに言えば（患者の満足度は別にして）自宅から問診を行うことも可能であろう。

　また、患者が普段から血圧や体重などを測定したデータについても、来院時にスマートフォンやタブレットから電子カルテへと情報を送信できれば、診療に役立てられるであろう。場合によっては、逆に電子カルテの情報を患者個人の情報としてタブレットへ送信し、持ち帰ることができるようになるかもしれない。筆者個人の思いとしては、電子カルテは患者個々人に紐付いているものであるし、病院の中だけで管理するのではなく、患者一人

ひとりがいつでも自分のデータを参照できるようにしてもよいのではないか、と思う。タブレットやスマートフォンのように個人で扱える端末が普及してくれば、その中にデータを落とし込んでいつでも持ち歩けるようになる時代が到来してもおかしくはない。

さらに、外部装置との連携を考えてみよう。タブレットの性能が向上するだけでもさまざまなことが可能となるが、ここに高性能な外部入出力端末が加わるとどうなるだろうか。

医療機器の代替品として、スマートフォンを聴診器として利用できるケース・アプリの紹介を行った。これは単に「聴診器が不要になる」というだけを意味するものではない。先に述べたように、これまでの聴診器では実現できなかった「音の可視化」や「音の録音」が可能となっている。このため、聴覚だけでは判断しづらかった症状に関しても診断がつけやすくなるであろうし、場合によっては聴覚の障害があっても医師として仕事をする際に不都合を感じなくなるかもしれない。さらに、得られたデータを統計技術や人工知能等を用いて解析することで、アプリ内での診断支援を行うことも実現可能となるであろう。

聴診器の例は、「聴覚と視覚との融合」とも考えられる。では、「視覚と触覚」ではどうだろう。現存するシミュレータでも、腹腔鏡や内視鏡のシミュレータ等で触感（ハプティック、haptic）を導入し、物を掴んだ時の感覚やカメラ等を挿入する際の抵抗感を再現することができる器材がある。しかし、これはあくまで「そのシミュレータ毎の独自端末」が必要になってしまう。筆者が真っ先に思いつくのは、グローブ型の装置を装着し、シミュレータを利用した行動、あるいはARで再現した仮想物体との接触などに際して発生する触感を学習者の手にフィードバックするような仕組みである。これであれば、どのようなシミュレータを用いても同様の仕組みを利用することが可能である。例えばCPR用のシミュレータのように、現状ではコイル等を用いて胸骨の硬さを再現していたものについて、よりリアルな感触を提示して学習することもできるであろう。

また、視覚に関するデータの収集例として、JINS MEMEを紹介した。現時点ではまだ登場して間もない状態であり、現場での実践用というよりは研究開発という位置づけが妥当であるが、今後は例えば入院患者に一人一台ずつ配布し、事前に転倒リスクなどを評価して安全な医療を提供することに活用する、などの展開も考えられる。

これらの特徴と合わせて、IoTという視点で考えた際の特徴は、医療および教育によって得られたデータをすべてオンラインで送信し、データウエアハウスとなるようなサーバに管理することも可能であることが挙げられる。ビッグデータを扱う技術が必要不可欠ではあるが、単にその場その場でのデータ収集・解析だけでなく、その時点までに集められた膨大なデータにもアクセスし、解析する際の参照用データとすることができれば、タブレット端末やウエアラブル端末を通じて世界中の英知を活用した医療および教育の実践をすることも不可能ではなくなってくるだろう。

タブレット端末やウエアラブル端末の医療分野における応用は数多く行われており、今後さらに増加していくことだろう。最後に、こうした技術がさらに実用化されていくにあたり、学習分析の項でも述べたように他領域の専門家による知見が必要不可欠になること

を触れて、結びとしたい。もちろん、活用する場面が「医療」である以上、医師や看護師といった医療分野における専門家の知識はなくてはならないものである。教育の場面に応用するのであれば成人教育の専門家の協力を得る必要もあるだろう。しかし、単に「タブレット端末があればすべてうまくいく」ものではない。効果的な活用をするためには、さまざまなアプリや端末の開発が必要となる。これに加えて、IoTを活用し、さまざまなアプリを開発するにあたっての工学的な知識に関しても、ハードウエアとソフトウエア、両方の視点から求められる。ソフトウエアの開発にいたっては、得られたデータを統計的に（あるいはビッグデータのレベルで）解析する必要があるため、単なるプログラミングの知識に加えて統計解析の専門的な知見も必要である。そして当然ながら、「実際に現場で使うかどうか」の判断を下すにあたってはトップレベル（院長・学長など）の理解を得ることが最重要である。このような多方面の専門家の協力なくしては、いくら個別の技術が開発されたとしても、現場から見たら絵に描いた餅になってしまうことを忘れてはならない。

参考資料：1）https://itunes.apple.com/us/book/transforming-healthcare/id902062022?mt=13
2）http://www.innervision.co.jp/feature/mobiledevice　モバイルデバイスで加速する医療IT
3）触診手技シミュレータ：2014-215563号（特開情報）

I章 4

電子診療録からのデータベースの構築と利用・活用を模索する

大原記念倉敷中央医療機構 臨床研究支援センター コンサルテーション部　徳増裕宣

要　約

　医療の質の評価を行うためには、質の高いデータベースとそのデータを解析することのできる臨床疫学や医薬経済の専門家が必要とされる。医療データベースは、2014年のReal World Data Japan 2014で、医療におけるリアルワールドデータ*という言葉が定義づけされ、2015年12月には内閣官房IT総合戦略室から「情報通信技術（IT）の活用に関する制度整備検討会中間整理 ～制度整備の基本的な方向性～」が公開されるなど、徐々にその利用と活用に向けた準備が進んでいる。また、改正個人情報保護法や医療等分野における番号制度の議論など、これからもさらに大きな変化が生まれようとしている。

　この章では、医療データベースの構築とその利用・活用という点に焦点を絞り、レセプトデータやDPCデータだけでなく、電子診療録のデータがデータベース化されたときにどのようなことが実現可能となるのか、自験例を紹介しながら可能性と限界について検討したのでご紹介する。

* 医療におけるリアルワールドデータ：診療録、健診データ、レセプトデータなどの実診療行為に基づくデータベース。QOL（Quality of life）/PRO（Patient reported outcome）を含む。(Real world Data Japan 2014)

1. 現在の医療データベースの現状

　何かの評価を行う際に、どのように評価を行うかということだけでなく、どのようなデータを用いて評価を行うのかということは非常に重要である。現場の臨床医が医療の質

を評価する場合、単施設のデータを用いた評価で終わることが多く、なかなか複数病院の患者データを扱う機会はない。もし仮にそういうポジションにいたとしても、多くは対象患者が限定された、ある目的に応じて調査項目が定められ収集されたデータセットであることが多く、それ以外の研究に用いるとなると不足しているデータが多いために形にならないことが多い。最近では学会が全数調査していることもあるが、入力にかなりの時間を割かれるため、現場の入力する側が疲弊している現状がある。そもそも日本で利用できる医療データベースというものはどういうものがあるのか。まずは医療データベースについてまとめてみる。

BOX 1 に現在日本で利用可能なデータベースの例を挙げる。すべてにおいて優れているというデータベースはなく、それぞれのデータベースの長所短所を考えながら分析が行われている。日本ではレセプト情報や DPC のデータベースの構築が先に進んでおり、それらを用いた研究報告が散見される。

一方、海外に眼を向けると、電子診療録からのデータベースの整備は多くの国で国家戦略として行われている。特にオバマ政権では 2009 年に医療情報技術の採用と有意義な使用を促進するため、経済的および臨床的健全性のための医療情報技術（HITECH 法：Health Information Technology for Economic and Clinical Health Act）に関する法案が制定され、医療 IT の促進に向けて大型国家戦略が始まった。日本でもようやく 2015 年 12 月に「情報通信技術（IT）の活用に関する制度整備検討会中間整理 ～制度整備の基本的な方向性～」が公開されるなど、電子診療録を集約したデータベースの構築と適正利用に向け、さまざまな整備が加速してきている。

BOX 1　現在日本で利用可能なデータベースの例

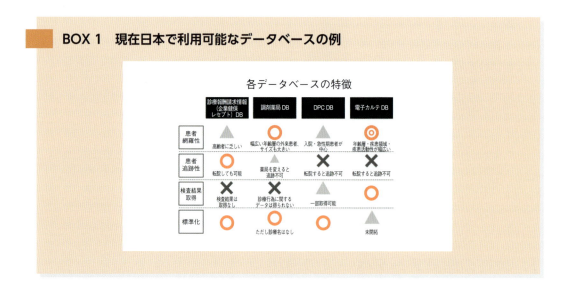

2. "特定の集団"と"実臨床"のギャップ

　そもそも医療ではどのような手法で質の評価が行われてきたのかを考えてみる。より良い医療を提供するためのひとつの方法論として、現在の医療はEBM（evidence based medicine）が基本にある。そのエビデンスを生み出すために、大規模 Randomized Controlled Trial（RCT）が数多く行われ、そのうちの一部の研究から医薬品の価値を見出し、適正使用を推進するエビデンスが生まれている。一方、RCTは、研究期間中は日常診療よりも慎重な観察を行うため、普段行うことがないような検査や画像診断が行われていることは珍しくない。また、対象患者においては、腎機能異常の患者や高齢者は除外されて、"特定の集団"に制限して研究が行われていることがほとんどである。そのため、実際にRCTによる研究結果（多くは新薬）を"特定の集団"以外の対象患者への使用実態が問題となることがある。現在はPMS（Post Marketing Surveillance）という、市販後に新薬を使用する対象患者を一定数全例追跡し、安全性等に問題がなかったかという評価を行っているが、治験並みの情報を要求されることもあり、現場の負担が過度になっていることや、コントロール群が無いことなど問題点が多いという現状がある。また、実際の臨床現場のデータを収集して行う観察研究は、そのデータ取得の煩雑さから得られた結果の信憑性に疑問を投げかけられることが多い。

3. Real world data のデータベース構築を目指すにあたって

　このように、現状では"特定の集団"から実臨床へ移行した際のエビデンスを如何に生み出していくかということを考えなければいけない時期に来ている。つまり、実際の日常診療から得られたリアルワールドデータを集約し、そのデータセットを解析することを目指していくことを考えていかなければならない。単施設レベルでの検討は多く行われているものの、多施設のデータをまとめて評価をするということは、データ提出側の施設の負担が大きすぎるためまだまだ容易ではない。最近になって各種学会では専門医制度の認定施設の承認条件として、日常診療のデータを学会に提示することを求めるなどしているものの、強制的なデータ提出（現場では多くは研修医レベルが収集している）はデータの質低下を招く可能性もあり、早期の解決が求められている。リアルワールドデータの活用を考えた際に、如何に"効率よく""負担なく""正確な"データを収取できるかということは必須の課題である。また、2016年に公布された改正個人情報保護法、2018年ごろに予定されている医療等分野における番号制度など、ルールはこれから整備されていくことになるが、適宜時代の要求に対応しながら、よりよいデータベースの構築と維持管理を目指していく必要がある。

4. リアルワールドデータの利用と活用について

　リアルワールドデータから得られたエビデンスを Real World Evidence と呼ぶ動きもある（Real World Data Japan 2014）。実臨床のデータを解析することで、多くの実臨床で埋もれている叡智を顕在化させ、それを反映した診療ガイドラインが整備することで大きな医療の発展を望むこともできると考える。2つの視点からその利用価値について考えてみたい

1）"偶然のひらめき"から"積み重ねによる必然的な発見"の時代へ

　nanos gigantum humeris insidentes（巨人の肩のうえに乗る矮人）
　「私がかなたを見渡せたのだとしたら、それはひとえに巨人の肩の上に乗っていたからです」という言葉がある。iPS細胞の樹立に関する発見が、京都大学の山中教授と同時期に James Thomson 教授（Wisconsin 大学）からも報告されたというのは有名である。医師個人の注意深い観察に基づく偶然の発見もかつて頻繁にあったと思われるが（**BOX 2**）、医学が細分化されより狭い専門分野を追及する医師が増えている現在、誰も考えたことがないという研究は少なく、何のデザインもないまま偶然新しいことを発見する可能性はほとんど残されていないと思われる。

　このような状況下では、従来あまり行われなかったような疫学研究、つまり網羅的に取得したほかを凌駕するデータセットによるデザインされた研究などの新規開拓（いわばブレイクスルー）が求められている。電子診療録によるデータベースが構築され、Real World Evidence を生み出していく素材が整えば、従来の研究では考えられないような規模と正確性をもって新たな知見を得ることが期待される。

> **BOX 2　窓際にいると病気が治る！？**
>
> 　核黄疸という病気がある。新生児期に黄疸が出現し脳性麻痺の原因となっていた。治療法がなかなか見つからなかったが、偶然、窓際にいる児は黄疸の症状が軽くなったということに一人の医師が気付き、光線を当てることを治療法として確立させるきっかけとなった。この治療法は、今では青色 LED の波長帯域を中心とした光を発光する機械による治療が主流となっている。

2）"経験によるひらめき"から"人工知能による支援を受けた診療"へ

　まず、医療分野と他の分野では人工知能の用い方が少し異なる（代替とはなりにくい）

ということを先に述べておきたい。残念ながら、医師は「ちょっと痛み方がおかしい」「いつもと比べるとむくんでいる」「検査結果の割には元気がない」といった直観を診断のための判断材料としていることが少なくない。この情報は、時に大きな診断の決め手となることもあるが、残念ながらこれらは電子診療録には載らない（記載したとしてもテキストデータであるため、表現の仕方は千差万別であり、データとして取り出すことが困難）。そのため、人工知能が医師の役割の代替となることは現状のままでは考えにくい。人工知能というとGoogleの猫認識（Deep learning）が話題になったが、医療分野では診療の補助ツールとして大きな役割を果たすのではないかと考える。予測モデルの作成はさまざまな解析ソフトを用いて行うことができるが、Wekaというフリーソフトで行った事例を紹介する。

ドラマ「コウノトリ」で少し話題になったが、新生児（生まれたばかりの赤ちゃん）に特化した専用の集中治療室をNICU（Neonatal Intensive Care Unit：新生児特定集中治療室）と呼ぶ。総合周産期母子医療センターでは各施設で年間30名程度の1,000g未満の体重の児（あるいは28週未満の超早産児）が出生する。出生直後の状態が予後に大きな影響を及ぼすことが経験的にわかっており、入院中の死亡や3歳時の臨床評価（DQ: Developmental Quotient、発達指数）が、入院時の各種データから推測されることは有用な診療補助情報となる。過去9年間の院内データベース（一人当たり30項目程度）の母体情報と出生時情報をセットし、3歳時のDQ予測モデルを構築しておけば、重症患児の入院のたびに入院時の全情報を入力することで、これから起こりうる出来事がすべて予測値として表示される。「過去の経験を振り返ると○○となる可能性が高い」「今までよりも積極的な治療介入を行っていこう」という指導医の言葉が、PCの画面上に表示されるようになるのである（技術的にはタイムリーに表示させることも可能なため、夜中に指導医を起こすことも必要なくなる）。これは、積極的な治療を行うべきか、慎重に様子を見るだけでよいのかという意思決定の補助情報となるかもしれない。チェス、囲碁、将棋の世界ではすでにこのような過去情報の集約による"次の一手"が人間のレベルを超えると証明されつつあり、医療分野でもそれを目指したプロジェクトがいくつか進行している。代替にはならないとしても医療の分野でどこまで人工知能が迫ってくるのか、、、見ものである。

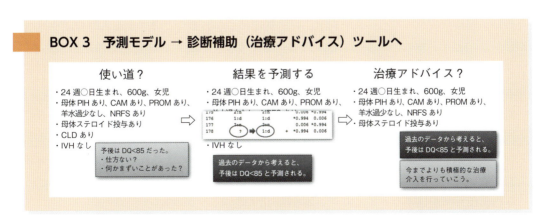

5. リアルワールドデータデータベース利用の課題

　リアルワールドデータを用いるにあたって、なによりもまず現場の負荷となることなく、効率よく正確に多くのデータを集めるインフラを整備する必要がある。現在は、データの収集に多大な現場の労力がかかるため、それを集積してデータベース化することに対して現場からの反発が強く、なかなかデータベースを構築できない現状がある。また、現在の電子診療録、あくまで紙のカルテを電子化したものであり、その情報の利用については考えられることなく電子カルテの導入が進んでしまっている。そのため現状のままでは、患者の膨大なデータを疫学研究用に解析利用するまでに、マッピング、データクレンジング等などの前処理だけでも多大な労力を要し、研究開始の障壁になっており、標準化までとても到達できる状況ではない。これらの解消には、医師と同等の医療知識、電子カルテベンダーと同等の医療技術能力、臨床研究を意識したデータベース構築能力、安全性評価を意識した薬剤マスタ構築と有害事象のアルゴリズム構築能力など、さまざまな領域の知識が必要となる。こういったことに関連する人がそれぞれの領域での最大知識をふりしぼって何とか前に進むことができると考える。現時点で複数の企業や団体が取り組みを開始しており、数年以内にはこれらのうちのどこかが道を切り開くなる企業が出てくるものと確信しているが、どこが切り開くにせよ、電子診療録システムのような中途半端なインフラ整備にならないようにだけは願いたい。

6. まとめ

　電子診療録由来のデータベースを構築する仕組みがいったんできれば、多くの解析結果を生み出し、診療支援ツールを生み出すことができるのはもちろん、今まで詳細が分からなかった希少疾患の自然経過などの解明にもつながることが期待される。また、臨床研究やデータベース登録に時間を割かれている現場の医師（あるいは医療従事者）の疲弊も解消することができ、医療の質向上のための研究もより活性化していくことが期待される。今後は、医療情報データベースを利用、維持管理にかかわることのできる人材育成や環境整備（法、ガイドライン）を国家が先頭に立って考えていくべき必要があると思われる。アメリカが先導している事例を検討しながら質の高い医療を提供するために必要なエビデンス作りのためのデータベース構築に何が必要なのかを検討していただけたらと思う。

　電子診療録は、オーダーシステムから始まり医療の記録として使われているが、そこに入力することで診断や処方の候補が表示され、これから起こりうるイベントを予測するシステムを搭載することもそれほど遠い時代ではない。これは、まさに従来の専門医に指導を仰いでいるかのような状況ともいえる。それが24時間、場所を選ばずに得られるという夢のような状況はすぐそこに来ている。

II章

変化する医療体制

II章 1

遠隔地医療と医療情報

沖縄県立宮古病院 副院長　本永英治

要　約

離島における医療は、ある意味、特殊である。患者の病状が離島医師の守備範囲を超えたときでも、最適の医療が受けられる場所へ患者を任意に輸送できる状況ではないからだ。交通手段、通信の状況、後方の支援病院など、制約条件が多々あり人々を苦しませてきた。近年、めざましい発展を遂げたのはインターネットによる医療情報の交換であり、これによって離島医師と専門医の連携が飛躍的に向上し、遠隔地医療が様変わりで離島に住むことが医療において不利ではなくなりつつある。本章では、離島医療の過去と現在を振り返り、そして未来を予測する。

1. 遠隔地医療と医療情報－医療情報のインフラの状況

1) 1980年代半ばの離島診療所における遠隔地医療と情報システム

　1982年、筆者は沖縄県立中部病院で初期2年間の研修を受けたが、当時研修医らはタイプライターですべてのレポートや報告書、そして論文をまとめていた。医学部時代にはBasic言語と呼ばれるコンピュータ言語でプログラムを作成していたが、実用的ではなく、また医療現場では使用されていなかった。

　1984年より2年間、沖縄島の北に浮かぶ人口約2千人の島・伊是名島で勤務した。島民の健康を背中に背負い、島で唯一の医師としての勤務だった。この頃、アップル社のパソコン（以下PC）が登場したが、極僅かな医師のみが使用しているだけで多くの医師のシェアにはなっていなかった。しかしパソコン通信なども実用化してきており、パソコン

通信技術で遠隔地医療が繋がるのは間近であることも予想されていた。筆者は当時ワープロ機を購入しMS-DOSを個人で学びながら診療をしていた。

著者の離島勤務紹介

昭和57年、自治医科大学卒業。県立中部病院にて初期研修。初期・後期研修の3年間は、ほとんど第一線のプライマリ・ケアの研修。離島診療所勤務は5年間（伊是名島2年間、西表島3年間）、離島の中核病院である八重山病院勤務は5年間。リハビリ専門医取得のため東海大学附属大磯病院に3年間勤務、その後、現在の離島中核病院である宮古病院に勤務（18年目）。医師生活34年間の内、28年間は沖縄県内の離島で勤務し、離島医療の変遷を目の当りにしてきた。

島で唯一の医師なので、困った症例に遭遇した時には親元病院専門医に電話で患者の様態を正しくプレゼンテーションし伝え、コンサルトすることに終始していた。特に身体的所見を医学用語で正しく表現することの重要性をひしひしと感じていた。簡易血液検査や簡易レントゲン撮影から入る患者情報も参考にはなったが、病歴と身体所見を正しくとり、医学用語で伝えることで多くの臨床問題は解決できるのだということも感じた。病歴を抽象化（言語化）し医学情報（Medical Term）に置き換えること、診察所見を抽象化（言語化）し医学情報（Medical Term）に置き換えること、この作業ができることがもっとも価値のある作業であり診断・治療の武器であった。

当時、静止画像システムが沖縄県の離島診療所と親元病院に設置されていたが、多くの診療所の医師は使用していなかった。患者のことで困るのは大概急患発生の時で、のんびりとコンサルトしている時間はなく、また親元病院の専門医もすぐに対応しておらず、現場のニーズとはかけ離れていた。

沖縄県の簡易な遠隔医療地図[1]

沖縄県の離島・僻地とは、宮古諸島や八重山諸島などの、いわゆる先島諸島と沖縄島の周辺にある離島を主に指している。その中で、宮古島、石垣島には総合病院が、久米島には、医師複数体制の病院があり、特に、宮古島、石垣島の県立病院は、その地域における急性期医療の担い手として重要な役割があり、日々住民を守る医療を展開している。久米島病院も規模はやや小さいが同じような役割を担っている。

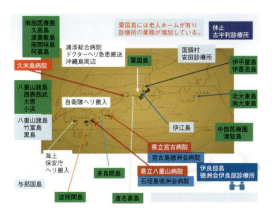

図1　沖縄県の離島診療所と離島病院[1]

それ以外の島々には、多くは診療所があり県立診療所（18、休止2）、町立診療所（3）、村立診療所（1）がある。県立診療所の16カ所は離島にある。その診療所の多くは医師1人、看護師1人、事務員1人体制で診療業務に従事している。図1は沖縄県の離島診療所と離島病院を示す。緑色の島には県立診療所、薄青色には町立、村立の診療所がある。

BOX 1～6　各科における必要な第一線の医療技術

　医学部時代に臨床推論に強くなるために推理小説、特に松本清張氏の小説に嵌っていた。学生時代に離島医療の武器になると考え、力を入れたことがある。日本語の構造を理解すること、論文を書けるようになること、科学的なものの考え方を身につけること、等々で、まさに離島診療所勤務では筆者の予想したこのことが役に立った。筆者は伊是名島時代（1984年～1986年）に、僻地離島における医療の技術とは何かを探りそのことを論文「私の考える僻地・離島の医療」[2]に纏め、また診療所で経験した困った症例をひとつひとつ診療日誌に記載、その中から各科における必要な第一線の医療技術は何かを纏めた[3]。診療日誌はすべて自筆である。

BOX1　私の考える僻地・離島の医療[2]

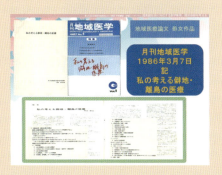

BOX2　私の考える僻地・離島の医療の論文から[2]

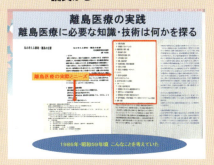

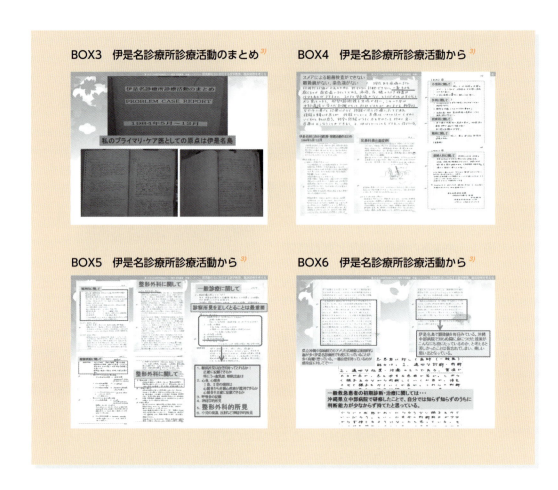

2) 1987年頃－西表西部診療所3年間勤務時代の遠隔地医療と医療情報

　この時代も基本的には診療所と親元病院とでは電話、ファックス、静止画像システムで繋がれ、診療で遭遇する問題症例を専門医にプレゼンテーションしコンサルトしていた。
　それ以外にパソコン通信技術を使い、離島診療所医師と親元病院専門医師らと繋ぎ急を要さない症例のコンサルテーションが実施されていた。パソコンはMacが使用され通信速度は低速、ダイヤルアップ接続電話回線で繋がれていた。現在はV-cubeと呼ばれる離島診療所医師会議に名前が変わり内容も変化している。この様子は西表島勤務時代の頃の静止画像システムが雑誌[4]やテレビで紹介された。

BOX 7〜8 静止画像システム

BOX7　黒潮の中の島々に先端医療の光を[4]

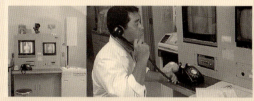

BOX8　医療最前線 – 離島・僻地医療の実態 –

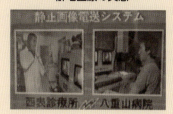

3) 1990年以降2013年頃まで

　1990年代末期までは、PC通信においては接続サービスの大半は低速なダイヤルアップ接続だったが、1995年Windows95の登場、1999年にはADSLによるインターネットへの接続サービスが開始され、2000年頃からはブロードバンド接続も可能となり、さらに光ファイバーによる接続により通信速度は高速化し、テレビ会議システム、YouTubeのよる映像配信、Skypeによるテレビ電話も可能となり遠隔地医療の通信によるコミュニケーションのあり方も通信技術の高速に伴い変化していった。
　宮古島病院でもADSL回線を用いたテレビ会議システムから光ファイバー回線を用いたテレビ会議システムへと変化し、画像、音声が途切れたりすることも少なくなり良質なネットワーク環境が構築された。

4) 2013年以降現在まで

　一方、病院においては電子カルテの導入により病院情報システムが構築され大量の情報をひとつの端末からシームレスに観ることも可能となり、病院内カンファランスのあり方や症例検討会や講習会も変化した。
　宮古病院は2013（平成25）年6月、新病院開院と同時に電子カルテ導入も図り、筆

者も積極的に電子カルテの導入に関わった。電子カルテ導入により朝の入院カンファランスが端末から簡単に可能となり、さらにその模様を離島の多良間診療所とテレビ会議システムと通して繋ぎ、多良間診療所医師も離島にいて同時に当院の朝の新患カンファランスに参加することも可能となった。さらには多良間診療所と当院とを IP-VPN 回線を繋ぎ、多良間診療所にいても当院の電子カルテが使用できるようになった。それは多良間診療所から親元病院に紹介された患者の検査結果や診断・治療、それに経過などを容易に追うこともでき、そのことで自分自身の診断・治療への振り返りさらには自己学習にも繋がることが可能になった。離島診療所にいてもこのようにインターネット環境と電子カルテシステムが有機的に繋がり、医学用語を正しく用いプレゼン・コミュニケートできれば患者の診断・治療のサポートに力を発揮できることに他ならない。多良間島の診療所との IT 技術による連携の模様を **BOX 9** に示す。

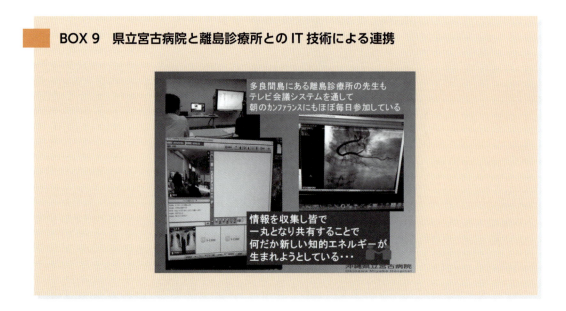

BOX 9　県立宮古病院と離島診療所との IT 技術による連携

2. 遠隔地医療と医療情報－医療情報システムを教育に役立てる

1) 家庭医療専攻医教育と医療情報

　宮古島病院は 2014 年 4 月より日本プライマリ・ケア連合学会の家庭医療後期研修施設として認定され、現在 5 名の家庭医療専攻医が在籍し研修に励んでいる。専攻医教育の場において情報システムやインターネット（以下 IT）機器を用いた離島診療所医師に関わる教育場面が数々ある。例えば、現在、沖縄県立宮古病院に入院してくる新患患者のモーニングカンファランスの模様を毎日、多良間島診療所に配信している。また 新患カンファ

ランスに上がる症例の詳細、毎日開催される入院受持ち患者の診断・治療に関わる討議内容、問題に上がった臨床問題を即座に調べ、ITを通して文献検索し日本語にまとめる、それらの内容はほぼ同時進行で打ち込まれ、即時に沖縄県の離島診療所の医師にもIT・FB（Facebook）を通して配信されている。SNS利用によるdaily-logの共有と教育的文献紹介が可能となる。離島診療所の医師たちは、宮古病院に入院してくる急性期患者の診断と治療、さらには初診総合診療科外来で問題としてあがる症例の多くの問題点を日々共有しており、離島にいながらも多くの臨床症例を経験し学習できるというITの恩恵を受けている。これらのITが生んだネットワーク環境により日頃の医師関係が良好となり、離島診療所で困ったことも気軽に相談・討論でき、臨床能力の高い指導医の存在により多くの離島患者の困難な臨床問題の解決が導かれている。

　またポートフォリオ症例発表会はWeb会議サービスを使って県立病院群にも配信し、5つの沖縄県立病院の附属離島診療所、沖縄県立中部病院、沖縄県立南部医療センターからも討論に参加でき、さまざまなフィードバックをもらい、困難症例に対する医師自身の気持ちの在り方、価値観などにも触れることができ、非常に有意義な臨床教育として位置付けられている。

　このように僻地診療においても臨床教育にIT技術・環境は欠かすことのできないものとして位置付けられ、さらにiPhone、iPadなどのIT機器の発達、Dropbox、Evernoteのアプリの開発により情報の共有化・検索化が僻地にいようが達成される時代に入って来ている。**BOX 10** に離島診療所の医師らと当院専攻医らとのWeb会議を通しての学習の模様を示す。

BOX 10　沖縄県立宮古病院と離島診療所とのWeb会議

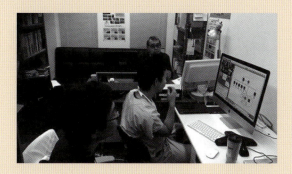

■ 文献

1) 本永英治. 離島医療の現状と課題. 沖縄県医師会会報 2013；49（11）：42-55.
2) 本永英治. 私の考える僻地・離島の医療. 月刊地域医学 1987；1: 24-32.
3) 本永英治. 沖縄県立中部病院の48年にわたる卒後臨床研修を踏まえて－地域の高齢者を支えるプライマリ・ケア医－. 第29回日本医学会総会2015関西学術講演. 併存シンポジウムにてシンポジストとして講演. 2015 May13th;グランドプリンスホテル京都　ロイアルルーム.
4) 亜熱帯の島、西表島の医療－自治医科大卒業生のへき地医療活動－医療現場からの報告. 医学のあゆみ. 1989年8月；26：22-26.

II章 2

将来の医師集団とキャリア開発の変化に備えた医学教育

医療福祉生協連 家庭医療学開発センター長、
千葉大学 専門職連携教育研究センター 特任講師　藤沼康樹

要 約

　日本の社会は、少子高齢化、人口減少と経済成長の停滞に直面している。この状況に合わせてヘルスケアシステム再構築が必要であり、未来予想図が描かれるが、当然、医師像の変化も余儀なくされる。つまり医師は何をする人なのか、医師の職業的アイデンティティが根本的に問い直される。医療の担い手も、現在の専門職連携から、市民や介護職など非専門職も含めた連携に変化する。医師自身の高齢化やそれに伴うキャリア変更も課題となる。本章では、このようなパラダイムシフトの中での医学教育の在り方を論じる。具体例は医学生、若い医師に対するGeneric skillの開発や、医師全体に対する生涯教育としての意識変容学習と学習コミュニティ形成などである。

1. イントロダクション〜人口減少と経済成長の停滞を背景にしたヘルスケアシステム

　近未来の医師について予想するために、まずは将来のヘルスケアシステムの大まかなデザインについて想像してみたい。

　西村[1]によると日本の人口構成の今後の基調は少子高齢化と人口減少だが、特に実際の高齢者人口の予測をみてみると、90歳以上の人口の激増が目立つ。また、年齢構成別の医療費をみると、90歳以上の一人あたりの医療費は他のどの世代よりも高い。したがって、現時点でのヘルスケアシステムや医療内容が継続する限り、おそらく医療費は上昇を続けるだろう。また、日本の経済自体が低成長の時代に入ってきており、加えて人口全体

の減少が進行することはほぼまちがいないことである。これまでの日本の医療環境の最大の変化は高齢化および低成長であり、医療自体の目的や価値が大きくパラダイム転換する可能性が大きい。

　そして、65歳定年制で、それ以降を保証されるべき高齢者と設定すると、一人の高齢者をささえる勤労者が一人ということになる可能性があり、これは相当困難な状況であるが、もし75歳までが勤労年齢と設定すると、後期高齢者一人をささえる人数が2.4人以上になってくるので、実現可能な社会保障が可能になるだろう。その根拠としては、日本の高齢者の身体機能はこの30年で徐々に高くなっており、60歳以上の人たちの就業意欲も上昇していることが知られている。

　さらに人口動態予想について視点を変えて、高齢者人口と子ども人口をセットにしてみると、実は2010年あたりを境に、2050年頃までその絶対数は増加するといわれている。この高齢者プラス子どもという人口のレイヤーとは、主として地域ベースで生活するレイヤーといえるだろう。この生活の場所が居住地周辺というレイヤーが増加し続けるということは、産業、消費のパターンのみならず、保健、医療、福祉も地域ベースで再設計していくビジョンが今後必要になるということでもある。

2. ヘルスケアシステム再構築の方向性

　ヘルスケアシステム構築を考える際にWHOが提示した4つの軸[2]が参考になる。すなわち妥当性 Relevance、費用対効果 Cost-Effective、質保証 Quality、公平 Equity の4つの軸のバランスがとれたヘルスケアシステムが良いとされる。上述した未来の日本社会において、この4つの軸がバランスよく保証されるようなヘルスケアシステムは、プライマリ・ケアを中心に据えたシステムといえるだろう。

　上述の4つの軸を保証するためには、現在の日本のフリーアクセスを建前とした皆保険制度自体も見直す必要がある。現時点でも国内で生活格差が拡大し、医療に関しても必ずしも公平性が堅持されているとはいえない状況があるが、少なくとも市場化したヘルスケアシステム構築の方向は日本の国民性にはフィットしないだろうと思われる。

　例えば、イギリスをはじめとしたヨーロッパ先進国で採用されている登録制（Registration system）は、プライマリ・ケアを中心にすえたヘルスケアシステムの根幹であるが、日本においても登録制を導入し、質の高いプライマリ・ケアを保証しつつ、受療行動をコントロールする方向性が、公平性の保証という視点から肯定される可能性がある。少なくとも日本の国民性と低成長時代においては、市場化、産業化した医療制度はなじまないだろう。

　さらに今後のヘルスケアシステムにおいては、Curative medicine を主たる任務とする大病院、あるいは地域中核病院への技術の集約化がすすむことと、平行してプライマリ・ケア現場との連携が重要になる。特に連携に関してはTelemedicineなど情報技術の進歩

とともに、移動手段の進歩もあいまって、「すぐ近くに大きな病院が無いと不安」といった従来のカルチャーを変えていくインパクトがあるだろう。連携に関する価値と技術のブレイクスルーが予想される。

そして、先述したように、単に高齢社会ということではなく、高齢者＋小児の人口の持続的増加[3]という観点からみると、生活地域密着型の人口層が増えて、そこへのヘルスケアの比重が国民の健康を考える際に重くなるだろうが、これが本来の地域包括ケアの意味するところであろう。

3. 医師像の変化〜孤高の医師からの脱却

こうした未来予想図の中で医師像の変化も余儀なくされるだろう。例えば、AI（人工知能）テクノロジーのブレイクスルーが予測されるなか、医師は何をする人なのかが根本的に問われるようになるだろう。医師の職業的アイデンティティの根本的問い直しである。

現時点で優勢な医師像はSabaら[4]によれば「孤高の医師：Lone Physician」といわれる。すべての責任は医師が負い、看護などの他の専門職に業務は委託するが、あくまで責任をとるのは医師というスタイルである。しかし、今後は権限を移譲すること、責任をシェアすること、協働と連携をPrincipleとするような医師像が求められるだろうし、これにより現在ある医師と他職種との権威勾配が平坦化するだろう。

医師は以下の2つの方向にわかれていくと思われる。

1) 対象を疾患に特化し、さらに高度に専門文化し、ハイテクノロジーとマンパワーに裏づけられた高度専門医療が集約化された施設で実施されるようになる。そうした現場を担う医師。こうした医師は専門医と呼ばれることになる。
2) 対象を選ばず、非選択的にプライマリ・ケア診療を担う医師。在宅や施設での高齢者ケアの担い手にもなる。ケアの継続性を重視し、チーム、部門、施設、地域といった階層のヘルスケアシステムの構築や質保証を担うタイプの医師。こうした医師は家庭医あるいは総合診療医と呼ばれることになる。

4. プライマリ・ケアにおける医師の役割

プライマリ・ケアの担い手として、医師は適切な職種なのかということは、世界的にはさまざまな議論があり、例えばイギリスでは診療看護師（ナース・プラクティショナー：NP）の診療と家庭医あるいはGPの診療において、診療の質や患者満足度も含めたアウトカムの差を検討する研究[5]が継続して行われており、例えば軽症うつ病については家

庭医と NP でほぼ同じアウトカムが得られているといった調査がある。

　理論的に考えれば、プライマリ・ケアに何らかの健康問題が持ち込まれるということは、その健康問題が、疾患と「病いの患者にとっての意味」や生活への影響などが、未分化でキメラ状の塊としてプライマリ・ケア担当者のもとに持ち込まれるということである。この場合は、医師が対応した方が適切な問題や看護師が対応した方が効率的な問題、セラピストが対応した方が良い問題などが同時にあらわれるので、最初に対応するプライマリ・ケア担当職種に求められるのはある種のハブ機能である。外来診療を考えた場合、プライマリ・ケアのトレーニングをフォーマルに受けた、例えば家庭医や GP あるいは総合内科、総合小児科といったジェネラリスト医師が対応した方が効率的であるということは、医学的診断治療という対応で解決（専門医への紹介も含む）する健康問題の頻度が相当多いことから予想できる。しかし、その医師が同時に他の専門職が対応すべき問題を嗅ぎ分けられることも必要であり、そのためのトレーニングや専門職連携教育が必須となる。

　しかし、診療所やプライマリ・ケア病院外来を利用している患者集団、ありていにいえばかかりつけ患者集団全体をパネル[6]と呼ぶが、このパネルはその特徴、複雑性などによってレイヤー化が可能で、しかもパネルのレイヤーによって適した専門職がある。例えば、複雑困難事例や重症なケースでは医師が中心となって対応するが、安定した慢性疾患集団ならば、看護師と管理栄養士が責任を持って有効なケアやアドバイスができるだろう。また軽症の急性疾患で時々来院する人たちには、健康診断やスクリーニングのリマインダーを出すことが重要で、それは事務職が責任を持って実施できるだろう。つまりプライマリ・ケアの現場とは、専門職の本来の職能を、責任や権限を与えられて発揮できるタイプの専門職連携実践の場といいかえることもできる。

5. 知識と技術の教育から一般能力：Generic skill の教育へ

　プライマリ・ヘルスケアの担い手として1994年に WHO が提唱した Five star doctor [7]という医師像は、どちらかというと途上国に必要な医師を想定したと思われるが、高齢社会日本においても、意義深いものとして読むことができる。

　五つ星医の構成要素は、

- Health care provider
- Communicator
- Decision maker
- Community leader
- Manager

である。

特に Care provider 以外は所謂一般能力（Generic skill）であり、その養成が現代の医学教育には求められているといえるだろう。

また、以下に列挙する平成13年3月27日 医学・歯学教育の在り方に関する調査研究協力者会議が提案した「今後の医学・歯学教育の目指すべき目標」は、近未来の医師像として当時の時代のコンテキストを離れて再読すべき価値がある。

1）患者中心の医療を実践できる医療人の育成
2）コミュニケーション能力の優れた医療人の育成
3）倫理的問題を真摯に受けとめ、適切に対処できる人材の育成
4）幅広く質の高い臨床能力を身につけた医療人の育成
5）問題発見・解決型の人材の育成
6）生涯にわたって学ぶ習慣を身につけ、根拠に立脚した医療を実践できる医療人の育成
7）世界をリードする生命科学研究者となりうる人材の養成
8）個人と地域・国際社会の健康の増進と疾病の予防・根絶に寄与し、国際的な活動ができる人材の育成

これらも、一般能力の教育を重視した内容になっている。

6. 専門職連携から Transprofessional work へ

また、地域基盤型の医師の必要性は、現代においては専門職連携実践（Interprofessional work：IPW）ができる医師の必要性にパラフレーズすることが可能である。高齢社会においては、プライマリ・ケアや在宅ケアにおいて、複雑事例や他疾患併存の問題に対応する頻度が上昇し、IPW が問題解決や安定化のキーとなる。また、専門職連携自体は高度先進医療の場面でも、医療の安全性確保と質保証の観点から非常に重要なことがわかっている。地域のプライマリ・ケアにおいても大病院の ICU でも専門職連携がキーになっていることは、プロフェッショナルとは何かということについてパラダイムシフトがおこっているといってよいかもしれない。

超高齢社会に対応する医療者教育においては IPW を可能とする専門職連携教育（Interprofessional education：IPE）はもっとも重要なカリキュラムコンテンツのひとつになる。さまざまな専門職において、共通のカリキュラムコンテンツの割合の増加がそのために必要である。さらに、市民や介護職など非専門職も含めた Transprofessional education：TPE [7] を導入することも今後キーとなるだろう。さまざまな場面での市民の医学教育への参画の組織化が求められる。

7. 生涯教育システムから Continuing professional development へ

　医師がフォーマルな教育、すなわち卒前医学部教育、卒後初期臨床研修、さらには後期専門研修（レジデンシー）のステップで到達するのは、それぞれの診療領域における適切な教育をうけて、十分な知識・経験を持ち、患者から信頼される標準的な医療を提供できる医師（日本専門医機構による専門医の定義）ということである。そして従来は、専門医になってしまえば、自分の専門領域に関して学会などに出席し、専門領域のジャーナルを読み、研究会に出席して、専門医資格の更新のために必要な生涯教育コースなどに出席するというパターンが生涯学習とされてきた。しかし、実はこれは所謂「業績」を蓄積していく活動に近い。本来の生涯教育は、良いパフォーマンスを発揮して、患者や地域によい健康アウトカムをもたらすために実施するもので、業績をつくることと混同されるべきではない。

　ただし、知識や技術の研鑽を積めば、よいパフォーマンスを発揮し続けられるかというと、そうでもない。例えば、自分が働いているシステム（施設や部門）がよくオーガナイズされていなかったり、医療活動のポリシーの質が悪かったりすれば、どんなに優秀な医師でもよいパフォーマンスを発揮することはできないだろう。また、能力もあり、施設文化のレベルが高くても、人間的に問題があったり、モチベーションが保てなかったりすれば、当然よいパフォーマンスにはつながらないだろう。生涯学習とは、自身の働く場、部門、施設、地域のシステム改善や人間としての成長、モチベーションの維持など、広い領域を取り扱うもので、いわゆる生涯教育ではなく、CPD（Continuing professional development）と呼ばれるようになっている。また、不確実性をうまく取り扱い、予想外の医療環境変化などにうまく適応して行く能力は、やはり一般能力 Generic skill に属するものであるが、生涯を通じて成長させるべき分野として今後重視される。

　こうした CPD の教育学習方略は、本来卒前教育から一貫して継続的に身につけていくべきものであるが、現在の卒前、卒後、生涯教育が分断されている状況は早急に改善が求められる。

8. 意識変容学習：Transformative Learning と学習コミュニティの形成

　特にさまざまな状況に応じて自分自身を変化させていくことを目標とするタイプの学習は意識変容学習といわれ[8]、上述の CPD においてキーとなる教育方略として認知されている。

　意識変容学習は、成人教育の中でももっともラディカルなタイプの学習といわれ、現在

の自分がよって立つ基盤を問い直し、新たな価値観のもと「変身」するというような学習が求められる。それまで自分が当然と思っていたことを疑い、学んできたことをアンラーニングするということで相当の痛みを伴う学習である。

　この意識変容学習が生じる場面は、臨床上の予想外の出来事や驚きについて省察する場合だけではなく、それまで専門医であった医師が地域医療の現場に異動したり、年齢によって手術や手技が困難になった医師、都市部から地方・僻地への異動、国内から海外の現場に異動するときなどが想定されるだろう。

　周囲の人物、自分の仕事における予想外の出来事、周囲の変化から、自分が当然と思っていた前提に疑問符が打たれた場合、前提を吟味し、省察し、新しいパースペクティブを獲得する過程が意識変容学習であるが、これを一人で実行することは極めて困難で、そのためのファシリテーターと仲間が必要である。したがって、今後の医師はスタンドアローンではなく、医師同士の学習コミュニティ形成が生涯にわたって重要になってくるだろう。これは学術団体というよりは、もっと生活空間に根ざしたプロフェッショナルコミュニティといったもので、現在はそのようなモデルは少ない。しかし、ファシリテーションを可能にする仕組みとしては、おそらくBalintグループ[9]が有力だと予想される。

9. 医師の高齢化とキャリアサイクルの変化

　さて、最初に述べたように、超高齢社会において必要なイノベーションは65歳～75歳の働き方の創出である。高齢者自体は徐々に生活機能が上昇してきており、この年代を新しい勤労世代と考えたいし、80代以降とそれ以前の世代の生活像の違いを意識しつつ、高齢者の活用を考えることは創造的なことでもある。

　医師に関しても、この世代の医師が地域基盤型機能を持てば、地域の健康状態だけでなく、社会保障の仕組みや、地域経済にも相当のインパクトがあるだろうと予想される。およそ60歳までの医師と、60歳～75歳（以上）の医師のあり方、社会貢献の仕方が違う可能性があるが、実際にはこうした高齢医師のあり方はこれまでまったく検討されていなかった課題である。参照されるロールモデルも英雄的な医師以外ないといってよいだろう。

　しかしこのイノベーションを現実化するヒントは多数あるように思う。おそらく世代的には、省察力やレジリエンスは、それらに関する学習習慣が身についていれば、相当高い状態が維持されるのではないだろうか。そして、やはりICT、情報技術革命がキーとなる。高齢者として不可避な体力の低下を補うSocial networkなどのコミュニケーションツールを手にした高齢医師は、強いつながりStrong tiesと、弱いつながりWeak tiesを双方活かして縦横に社会貢献するようなイメージを持ちたい。

おわりに

　近未来の医学教育を構想する上で、やはり日本社会の将来像と超高齢社会のありよう、そのなかで地域指向、連携重視、学び方の変化などのトレンドのなかで医師の生涯にわたる働き方も変容していくだろう。日本の将来は必ずしも暗いものではなく、発想の転換が必要だが、新しい社会の姿は構想可能である。

■ 文献

1) 西村周三. 大都市の医療・介護・福祉を省察する－医療経済の視点から. 藤沼康樹編, 大都市の総合診療. カイ書林, 東京, 2015, pp. 29-48.
2) Boelen C. Prospects for change in medical education in the twenty-first century. *Academic Medicine* 1995；70（7）；21-8.
3) 広井良典.「コミュニティの中心」とコミュニティ政策. 公共政策 2008；5（3）：48-72.
4) Saba W. et al. The myth of the lone physician：toward a collaborative alternative. *The Annals of Family Medicine* 2012；10（2）：169-173.
5) Seale C. et. al. Comparison of GP and nurse practitioner consultations：an observational study. *Br J Gen Pract* 2005；55：938-943.
6) 藤沼康樹, 吉田伸. 家庭医ってなんだ. 週刊医学界新聞 2015, 第3153号.
7) Boelen C. Frontline doctors of tomorrow. *World Health* 1994；47：4-5.
8) パトリシアクラントン. 大人の学びを拓く（入江直子・美輪建二監訳）鳳書房, 東京, 2004.
9) 小嶋一. 日本におけるバリントグループの展開. 日本プライマリ・ケア連合学会誌 2011；34（2）：167-170.

Ⅱ章 3 地域医療を担う体制の未来予測、その時に求められる新しい医師の職能

宮崎大学医学部地域医療・総合診療医学講座 教授　吉村　学

要　約

　日本の僻地が直面するのは、人口が減り、居住がまばらになった広い地域、医師の偏在や利用できる診療科の偏り、などの現実である。限られた予算と人材で、効果的かつ良質な医療を提供するための地域医療体制の構築と、それを担う人材を育てる医学教育について、本稿で私見を述べる。僻地医療は、これからの医師集団が担うべき新しい職能を考える上で示唆的である。

　具体策のひとつとして、地域医療圏域毎に臨床／疫学統計データ（clinical indicator）を公開し、これを指標に医師と行政が協力して効率的な医療体制を立案／展開する。診療業務にあたる医師には地域全体をケアする能力が必要となり、ツールとして活用できるのは電子カルテ、それを基盤にしたリサーチネットワーク、そしてビッグデータである。

　地域医療体制としては、医療機関の二極化（高度専門医療、プライマリ・ケア）が進み、相互補完的に役割分担をする。在宅医療はさらに進化する。

　診療業務における判断プロセスでは、人工知能に置き換えられる部分が有るが、個々の患者の背景や文脈に沿って判断する医師の役割は残る。特に総合診療医（家庭医）には、価値観の多様性を受け入れつつ、患者や家族とともに悩みながら判断する医療の人間的側面が欠かせない。

　次世代の医師養成には、従来の基礎医学／臨床医学の概念だけではなく、どのように医療を提供するのか Healthcare delivery science（リーダーシップ、地域全体のケア、エビデンスに基づいた診療、質改善、臨機応変の診療、多職種連携能力）が必要である。

はじめに

　これまで筆者が医師として生きてきた中で医師の診療業務などに関して劇的な変化があったかというと実はあまりピンとこない。未来予測ほど難しいものはないが、約30年弱の臨床経験と僻地や中山間地の地域医療、そして都市部の地域医療・在宅医療を経験したことから推測をしてみたい。これからの医療や医師集団が向かうべき方向性の参考になれば幸いである。

1. 確実に人口減少していく

　ひとつだけ確実に言えることは、日本の地方、特に僻地での人口減少は予想をはるかに超えるスピードで押し寄せているということである。この流れは今後も続き、都市部でも老年人口爆発が確実に起きるだろう。地方では人口減少しても住民は住み替えをするわけではなく、そのままその土地に居住するだろう。そうした地域に展開する医療機関（多くは診療所や小病院）の経営上の課題（採算があわない）に直面していくだろう。また都市部と僻地との医療格差や医師の偏在は従来からも続いており、今後も続くだろう。こうした中で医療資源としての医師の適正な地域配置は今後大きな課題になっていく。広範囲にまばらに点在する住民をどう支えていくのか、解決策の模索が続く。

2. 地域医療を担う体制の未来予測

　人口が減る、まばらになった地域、医師の偏在、診療科の偏り、こうした状態を野放しにしてよいのか。いやそれではいけない。今までの医療のあり方を総括して再度組み直す必要がある。政府が長期的なビジョンを持って行う必要があるが、専門職団体としての医師の集団からも解決策、処方箋を出していく必要がある。未来予測を語る際には、何も政策が打ち出されない場合と、何らかの施策を打ち出した場合には大きく未来の形が変わっていく。本稿では著者の個人的な予測に基づいているのでご容赦願いたい。

3. 限られた予算と限られた人材の中での効果的で質の高い医療が求められる

　医療機関毎に複数の clinical indicator 公開が義務付けされていくだろう。例えば、喘息患者の救急受診率・入院率、登録してある糖尿病患者の HbA1C（%）の目標達成率、

急性上気道炎患者に対する抗菌剤処方率など。目標を設定されて、それをクリアすれば何らかのインセンティブが得られる形になり、その疾患範囲は順次拡大されていくだろう。医療機関毎から、さらに個々の医師毎の成績が公開されていくだろう。

　質改善の活動（Quality Improvement）も義務化されていくだろう。上述のclinical indicatorの成績が出た後には、なぜそのような結果になったのか、どのようにすれば改善と変革が達成できるのかについて厳しく求められる時代になるだろう。現行の質改善活動の取り組みが必須になっていき、これらの活動も公開されていくだろう。

　地域医療圏域毎にこうした指標は取りまとめられていくだろう。そして効率的な医療の展開につながっているか常に検証されるだろう。例えば、認知症の診断および治療そしてケアに関して、エビデンスに基づいたガイドラインを参照にして達成率はどうなのか、なぜ実態と理想にはギャップが生じているのかを分析され、個々の医師や医療機関にフィードバックされる。その管理自体も現場感覚を有する医師と行政官が協働して任務にあたる。自らが担当する地域にきちんとコミットしながら地域の関係者の中で議論して改革改善を進めていくことにも積極的に関与できる**リーダーシップ（Leadership）**が求められる。最終的に数値で出てくる結果について、限られた貴重な財源の基で、担当する地域を代表する住民や首長などとよく協議して決断していくことが求められるであろう。こうした**地域全体をケアする能力（competency for population health）**が現在の医師以上に大きく求められていくと考えられる。その後押しになるのが電子カルテ（Electronic Health Record）であり、それを基盤にしたリサーチネットワーク、そしてビッグデータの活用である。こうした部分はどんどん自動化されていく。そしてその果実とも言うべき結果が絶えず更新されていくだろう。

4. 医療機関毎の役割がより明確になり再編が進んでいく

　未来の地域医療の現場では、今よりもさらに医療機関の役割が明確化されて高度医療を提供する専門医療機関とその対極にあってプライマリ・ケアを担当する医療機関の2種類になっていくのではないだろうか。在宅医療もさらに進化してかなりのことが提供できるようになり、その現場では看護師を中心に裁量権の拡大によってのびのびと活動を展開していくだろう。

　プライマリ・ケアを担う医師としては総合診療医（家庭医）の役割とその数が大きくなる。上述した医療の二極化を支えるには、この総合診療医の絶対数が増えない限り不可能である。医師全体の数の半数近くがこの業務にあたる必要があると筆者は考えている。なぜなら、これまでに世界中で報告されているように「強いプライマリ・ケアを持つ国々の健康アウトカムはよい」とするエビデンス[1]があるからである。このプライマリ・ケアを支える医師こそ総合診療医（家庭医）であり、世界のヘルスケアの基盤なのである。おそ

らくわが国もこうした流れに舵を切っていかざるを得ないのである。

5. 個別の文脈に配慮できて曖昧さにうまく対応できる医師のニーズは高まる

　診断のプロセスやリスクとベネフィットのバランス、量的なエビデンスの判断のかなりの部分に人工知能や機械化の部分が拡大していく流れは今後も加速していくだろう。その一方で、個々の患者の背景や文脈に沿って判断していく医師、特に総合診療医（家庭医）の役割はずっと残るであろう。価値観の多様性を受け入れつつ、判断していくには**医療の人間的側面（Human side of medicine）**が欠かせない。またさまざまな要素をカオスとして捉えながら、曖昧さをある種抱えながら、患者や家族とともに悩みながら判断していく医療を展開できる総合診療医（家庭医）は今後ますます必要とされていく。

6. Healthcare delivery science を取り入れた医学教育の必要性

　人口構造、地域社会、医療提供システムが大きく変容する中にあって、次世代の医療人育成、とりわけ医師養成はこれまで基礎医学（basic science）と臨床医学（clinical science）だけの教育では不十分な状態である。上述のリーダーシップ、ポピュレーションケア、エビデンスに基づいた診療、質改善、さまざまな場に対応できる診療、多職種と連携できる能力が求められる。こうした教育を提供する上で医療の提供の形や流れに沿った学問 Healthcare delivery science に基づいて組み立てていく必要がある。プライマリ・ケアを担う医師のみがこうした修練を受けるのではなく、世の中に出ていく医師全員が卒前医学教育として当たり前に受ける時代になっていくだろう。

■ 文献

1) Starfield B, Shi L. Policy-relevant determinants of health：an international perspective. *Health Policy* 2002；60：201-18.

Ⅲ章

新しい時代に
注目される能力

Ⅲ章 1

情報化時代の医療者に求められる基本的スキルとは？

京都大学大学院教授／医学部附属病院 医療情報企画部長　黒田知宏

要約

　情報通信技術は、社会の有り様を大きく変えつつあり、医療もそのただなかにある。コンピュータに代表される情報機器に頼らずに診療業務を遂行することはほぼ不可能になり、患者の状態を示すデータは、調べて集めるものから、勝手にやってきてより分けるものへと変わりつつある。医学研究で扱うデータはより精緻に膨大になりつつあり、その分析の主体は人からコンピュータへと移り、気がつけば医学研究そのものですら、コンピュータが代替しているかも知れない。

　情報化社会を生き抜き、医学・医療を遂行するためには、情報の「基本的知識」を得る必要があると、筆者は考える。ここで言う「基本的知識」とは、従来のコンピュータの使い方を学ぶ「情報リテラシー」ではなく、そもそも「データ」とはどのようなものであり、それが伝送されるプロセスではどのような現象が発生し、それを分析する「コンピュータ」にはどんな性格があるのかという知識である。大量のデータを解釈する基本的な技術である「統計」の性質も含まれる。

　これからの情報化時代、表層の現象に踊らされることなく、情報技術の基礎となるものを正しく理解し、これに基づいて考え実行する力を与えることが、現代の医学者・医療者教育に必要であると、筆者は考える。

1. 情報化時代の医療

　「情報革命」の言葉に代表されるように、情報通信技術（Information and Communication Technologies：ICT）の急速な進展によって、社会の有り様は大きく変化しつつ

ある。筆者は 1991 年、1994 年、2001 年、2006 年の 4 回、海外に住んだことがあるが、1991 年には家族との数少ない情報交換手段であった Air Mail は、2006 年にはいつでも会話が可能なインターネット TV 電話に取って代わられた。この情報流通の劇的な変化によって、我々の日常生活は大きく変化してきた。通信の主体は音声からテキストに変わり、売買の現場は商店からインターネット上へと移った。

　情報化が比較的遅れていると言われてきた医療も例外ではない。本邦においても 1999 年の電子カルテの解禁を皮切りに急速に診療現場の電子化が進み、2015 年現在、コンピュータ無しで日常の診療業務を遂行することはほとんど不可能になっている。日常の検査や処方はオーダエントリシステムが仲介し、診療記録は電子カルテに記録され、会計処理はコンピュータによって行われている。本邦の医療は、一部は診断群分類別包括支払い（Diagnosis Procedure Combination／Per-Diem Payment System：DPC）制度の下で包括的に支払われるものの、出来高払い方式（Activity Based Coding：ABC）を基礎とした、国民皆保険制度で運営されていることから、全医療行為情報が診療報酬請求（レセプト）情報として保険者に集まる構造となっている。2015 年には請求を電子的に送付されることが義務づけられ、今や国内で行われているほぼすべての医療行為がレセプト情報・特定健診等情報データベース（NDB）に電子情報として蓄積されるにいたっている。

　一方、近年の情報通信技術の発達は、情報発信源となるセンサを安価・小型なものとし、また、センサネットワーク・IoT（Internet of Things）・M2M（Machine to Machine）等と称されるネットワーク技術の発達は、情報発信源から直接データをネットワークに乗せて送信できるようにした。その結果、診療現場や家庭には今や多くのセンサが入り込み、患者の健康情報が自動的に計測され、サーバに集積されるようになってきている。

　このように、情報技術が社会に敷延することによって、情報の流通が空間的・時間的制約から解き放たれ、医療者が「情報を取りに行く」時代から、医療者のもとに「情報が送りつけられる」時代へと変わりつつある。情報の流通が変化する以上、「対面診療」や「医療圏」に代表される空間的制約に基づいて作られてきた概念は変化せざるを得ず、大量データが押し寄せる状況になる以上、情報の解釈を医師以外の職種や人工知能に預けざるを得ない。すなわち、これまでの医療制度の基盤が大幅に変わることになるだろう[1]。

　医療だけでなく、これを支える医学も変化し始めている。既述の通り、大量のデータが医療現場や家庭などから「分析可能」な形で収集できるようになり、「（後ろ向き）大規模研究」が実施可能になった。加えて、iPS 細胞を用いた医学研究の実現によって、稀少疾患に多数の薬剤を適用するような「大規模実験」が実施可能になった。さらに、ゲノムやエピゲノムなどの情報を加えることで、個々の患者に「個別化」した医学研究も行われるようになっている。このように、大量の情報を多次元の空間上で分析することが当たり前になってきており、医学的エビデンスはより細分化された精緻な情報の集合になると予想される。したがって、個々の症例に合致するエビデンスの検索を人手で実施することは不可能になり、データの性質を正しく理解できていなければ、実験・分析の結果を正しく解

釈することは不可能になる。加えて、大規模情報の分析からデータを取得する「データマイニング」や「ビッグデータ解析」のような技術の進展によって、研究そのものですら（情報処理に関する事項については）計算機が代替する時代が来るかも知れない。

2. 情報化時代を生きるための知識

　情報化時代の医療者にはどのようなスキルが求められるだろうか？
　筆者は、一情報科学者として、医療者のみならず、すべての社会構成員が「情報」の基本的な知識を持っておく必要があるのではないかと考えている。ここでの「基本的知識」は、従来「情報リテラシー」という言葉で説明されているような「読み・書き・そろばん」の技能、すなわち、キーボードや検索エンジンを使いこなす能力ではない。そもそも「データ」とはどのようなものであり、それが伝送されるプロセスではどのような現象が発生し、それを分析する「コンピュータ」にはどんな性格があるのか[2]という知識である。もちろん大量のデータを解釈する基本的な技術である「統計」の性質も、これに含まれる。せめて「サンプリング定理」、「センセーショナルバイアス」、「ステートマシン」、「統計のうそ」を正しく理解しておくことが重要であろう。

1）サンプリング定理

　サンプリングとはある現象を捉えて、情報機器等で扱えるデータとする行為である。極めて簡単に考えるならば、目の前の情景を一連の連続写真として記録するような行為のことである。
　サンプリングにおいて重要なのは「サンプリング周波数」、すなわち、計測する頻度である。例えば、今目の前に1分に1回「青→黄→赤」と切り替わる信号機があったとする。これを3分に1回ずつ写真で撮ると、毎回同じ色の信号が記録され、「ずっと赤色の信号」という誤った解釈を導いてしまう。たとえ1分に1回シャッターを切ったとしても、たまたまシャッターを切ったタイミングが信号の切り替わる（ためにすべてのランプが消えている）瞬間だったならば「壊れている信号」という誤った解釈を導くことになる。ある頻度（周波数）で起こる現象を正しく記録するためには、その倍以上の頻度（周波数）で計測しなければならないことが、Harry Nyquistによって数学的に証明されている。すなわち、1分に1回切り替わる信号を正しく記録するためには、30秒に1回以上シャッターを切らなければならない。逆に、30秒に1回シャッターを切る記録装置があるならば、それが捉えられる現象は、その半分の頻度（ナイキスト周波数）である1分に1回以下しか起こらない現象になる。
　これを医学・医療に適用するとさまざまな事実が見えてくる。月に1回の外来診療の

記録を分析しても、2 カ月かけて起きるゆっくりとした変化が分かるに過ぎず、512 × 512 ピクセルの CT 画像を超高解像度のディスプレイで観察しても、とても細かいものが観察できるわけではない（どころか偽物が見えてしまう可能性すらある）ことを示している。これが分かっていれば、自ずと設置するディスプレイは低解像度の安価な機械になり、病態を正確に知るためには家庭などで高頻度に計測したデータを用いることになる。

　このように、データ計測の基礎を学べば、情報化時代の医療の正しいありかたが見えてくる。

2) センセーショナルバイアス

　情報学の根幹をなす理論に、Shannon-Hartley の情報理論がある。情報理論では、情報の本質を「驚き」と定義し、それを 2 進数の桁数、すなわち、bit（binary digit）で表現している。驚きの程度を「情報量」と呼び、起こるか起こらないか分からないことが起きると情報量は最大（1）になり、起こること（起こらないこと）が予め分からないことが起こっても（起こらなくても）情報量は皆無（0）になる。また、有るデータを受け取ったときの情報量は、その人がなにを知っているかに依存する。知っていることを伝えられても情報量はゼロになるし、まったく知らないことを伝えられても（なにを言っているのか理解できないので）情報量はゼロになる。送ったデータの情報的価値を最大にするには、送る先の相手の知識を良く理解した上で送ることが必要になる。

　遠隔医療システムの設計などに、この考え方は応用できる。例えば、遠隔地にいる人物が医師であれば送る情報は最小で済む。2008 年、コンゴ民主共和国でボランティア活動をしている医師が、まったく経験の無い腕の切断手術を、経験者である同僚医師の SMS（Short Message Service：1 通当たり 140 文字までの携帯メール）数通の説明のみで完遂した事例はよく知られている。一方、相手方が医療従事者でなければ、医療器具の使い方を、医療用語を使わずに図示しなければならない。

　情報量が驚きによって定められるのであれば、センセーショナルな事実の情報量は極めて大きくなる。また、その事実はこれを受け取る人の知識に合わせて送付されることによって、さらに情報量が多くなる。情報量の多さは、時にそのまま報道の経済的価値に直結することから、どうしてもメディアの伝える情報や SNS（Social Network Service）で流布される情報は、センセーショナルな情報に偏りがちになる。これが、センセーショナルバイアス、または、メディアバイアスと呼ばれる現象の根源である。

　医療・健康は極めて社会的な事象であると同時に、その情報の解釈には極めて高度な知識が要求される。したがって、社会の構成員の多くが興味を持つが、一方でどうしても難解な部分は削除され、極めて表面的にセンセーショナルな一例だけが取り上げられて流布されることになる。また、医療者がこれを否定するのに、丁寧（かつ難解）な説明を試みても、予め情報の受け手が知っている情報に沿っていないために、その説明の情報量は受

け手にとってゼロになりがちである。

　情報通信技術の発達によって、情報が瞬く間に社会を駆け巡る現代に生きる医療者は、相手の有する情報を正しく推測し、情報量の多い情報伝達ができるよう、コミュニケーションの技能を磨く必要がある。

3) ステートマシン

　コンピュータのものの考え方を理解するとき、双六を考えると分かりやすい。双六の盤面がプログラムで、サイコロが入力である。双六では、サイコロの目に従ってマスを進んでいき、たどり着いたマスに書かれた遷移ルール（例えば 1 マス戻るなど）に従って行動する。コンピュータも正に同じことをやっている。例えば、自動販売機のプログラムでは、各マスに今機械に入っている金額が書かれている。10 円投入されると、今よりも 10 円高いマスに移動し、お釣りというボタンが押されると今機械に入っているお金を「釣銭口」にはき出して、0 円のマスに移動するようにルールを決めておけば良い。一定の金額以上で 100 円のジュースのボタンが押されれば、ジュースを商品口に吐き出して今より 100 円低いマスに移動すれば良い。

　情報科学の世界では、ひとつひとつのマスを「状態（ステート）」と呼ぶ。コンピュータは、状態と状態の間を入力された指示に従って移動することから「状態遷移機械（ステートマシン）」と呼ばれる。

　プログラムが正しく動くためには、すべてのあり得る状態を全部書いておかねばならないし、そこからのすべてのあり得る入力に対する反応をすべて書いておかねばならない。もしもなにかの状態や遷移ルールが漏れていれば、コンピュータはどうして良いか分からずに「エラーだ」と言うことしかできない。すなわち、コンピュータでなにかを実現すると言うことは、すべての可能性（取り得る状態）を全部明示的に書き出し、そこからの遷移ルールを曖昧さの無いように書き下すことが必要になる。情報システム導入時、医療者から「コンピュータを入れるからこれで業務が整理される」という言葉を聞くことが多い。しかし、実際は業務が整理されていなければ、コンピュータの中に入れることはできない。その整理をコンピュータの分かるようにしてやるのは、我々ヒトの仕事である。

4) 統計のうそ

　医学は統計の学問である。したがって、統計の嘘については、すでに医学教育を受けた者はその教育の中で学んでいるので、本稿では敢えて詳しく書かない。「世の中には 3 種類の嘘がある、嘘、大嘘、そして統計だ」という Mark Twain の言葉を再掲しておくに留める。

3. 情報化時代を見据えた医学教育とは？

　情報化によって、医療現場も医学研究も大きく変わろうとしている。センサネットワークがすべての情報を医師に（好むと好まざるとにかかわらず）届け、人工知能がヒトに変わってそれを解釈してくれる。巨大なデータはコンピュータによって処理され、コンピュータが某かの新しい知見を生み出してくれるかも知れない。

　しかし、コンピュータは所詮機械である。機械の有り様を正しく理解しておかなければ、決してうまく使うことはできない。例えば、まったく新しい機序で機能する薬剤が開発されたとき、それが適用されて治療成績が良かった例が一定数以上データベースに蓄積されなければ、蓄積された記録に頼って判断する人工知能は、いつまでもその新治療法を「推薦」はしてくれない。

　インターネットが普及した1990年代半ば以降に生まれた「デジタルネイティブ」と呼ばれる世代が、そろそろ社会の中核を担おうとしている。しかし、彼らに提供された教育は旧世代による教育であるために、いまだ十分な情報リテラシーを含んでいない。情報機器とデータの基本的な有り様を「体得」した上で、医師をはじめとする医療者の仕事とはなにであるのかをもう一度ゼロから考え直せる能力がなければ、新しい時代に対峙していくことはできない。

　技術は日進月歩であるが、その基礎となるものは、実はずっと変わっていない。月並みであるが、表層の現象に踊らされないように、情報技術や医療技術の基礎となるものを正しく理解し、これに基づいて考え行動する力を与えることが、これからの医学者・医療者教育には必要なのではないかと、筆者は考える。

■ 文献

1) 黒田知宏．情報通信技術が引き起こす医療改革の行方「医療を社会へ、介護を施設へ」－ソーシャルホスピタルの実現へ向けて．西村周三(編)．医療白書2015-2016年版．日本医療企画，東京．2015：116-123．
2) 梅津信幸．あなたはコンピュータを理解していますか？ 技術評論社，東京．2002．

Ⅲ章 2

チームを機能させるために必要となるリーダースキル
～リーダーシップとマネジメント～

千葉大学医学部附属病院 病院長企画室 特命病院教授　小林美亜

要　約

　人工知能が医療で果たす役割とその限界について予測がなされており、医師や医師職能集団の果たすべき新しい役割に注目が集まっている。本稿では、これからの主流と考えられているチーム医療において、医師に求められるリーダーのスキルをリーダーシップとマネジメントの視点から概観する。チーム医療を機能させるためには、専門性の異なる個人を有機的につなげ、高いパフォーマンスを発揮できるようにチームメンバーであるフォロワーを動かし、チーム全体をまとめ上げるリーダーとしてのスキルが問われる。その中でも、EQを高めるコンピテンシーやリーダーシップの発揮が鍵を握る。また、チームのフォロワーの能力や専門性に応じて、タスクを適切に割り当て、フォロワーがチームの目標の達成に貢献することで、モチベーションの向上を図ることのできるマネジメントの実践も重要になる。

---

1. はじめに

　「患者にとっての健康」が図られるようサポートすることは、医療の目的のひとつである。フランス人医師のデュボスは、「変化し続ける環境に対する適合努力によって健康や幸福は得られる」とし、「健康や幸福をつくり出す仕事には、人間と環境全体の間をつなぐ関係を理解する一種の英知と洞察力を要する」と述べている[1]。身体や臓器の状態を判断したり、診断を下したりすることは人工知能によって助けられていくだろう。しかし、

人間と環境全体をつなぐことができるのは、アルゴリズム化できない直観力や感性を働かせ、新たな知を創造することのできる"人"である。

例えば、対話を通じて、患者の置かれている環境を捉え、そこに存在する患者にとっての価値を見つけ出すのは、医師に求められる役割である。また、言葉では説明することのできない患者への対応や技術に関する暗黙知もそうである。

しかし、医療には、看護師、薬剤師等のさまざまな専門職が存在しており、これらの役割すべてを医師が担う必要はない。多職種から構成されるチームをつくり、それぞれの知を補完しあったり、結びつけたりすることで、一人では生み出すことのできない相乗効果を得ることができる。しかし、個々の投入量の総和よりも大きい成果を生み出すためには、専門性の異なる個人を有機的につなげる必要がある。高いパフォーマンスを発揮できるようにチーム全体、チームメンバーであるフォロワーを動かすことのできる、リーダーとしてのスキルを発揮できなければならない。医師は、立場上、リーダーとしての役割を担う機会も多い。本稿では、この視点から、チーム医療において医師に求められるリーダーのスキルについて、リーダーシップとマネジメントの視点から概観する。

2. チーム医療の基盤を形成するIPE

現在、医療現場において、医療の質と効率性の達成を保証するために、さまざまな職種から構成されるメンバーでチーム医療が実践されている。

チーム医療は、「医療に従事する多種多様な医療スタッフが、各々の高い専門性を前提に、目的と情報を共有し、業務を分担しつつも互いに連携・補完し合い、患者の状況に的確に対応した医療を提供すること」[2]を意味する。チーム医療による効果（**表1**）を得るためには、専門職連携（InterProfessional Work：IPW）が必要不可欠である。その基盤を形成するのが専門職連携教育（InterProfessional Education：IPE）である。IPEは、「複数の領域の専門職が連携およびケアの質を改善するために、同じ場所でともに学び、お互いから学び合いながら、お互いのことを学ぶこと」と定義されている[3]。

医師の指示で動くといった縦割りが習慣化される前に、IPEを通じて、学生のうちから、多職種が協働しあえる基盤を形成することが重要である。また、IPEでは、チームワークを発揮するための重要な要素として、実際の現場でしばしば生じる、チームメンバー間のコンフリクトについての対処を学び、専門性の違いによる判断・意見・解釈の相違が感情的な対立に向かわせないようにする訓練の場の提供も考える必要がある。

例えば、①多職種の教育背景、相手の立場や価値観、考え方の理解に努め、相手を尊重できる、②「誰が正しいか」ではなく、「何が正しいか」を考えることのできる課題解決志向を持てる、③感情的しこりを解決し、相互尊敬・相互信頼・相互理解を築くためのコミュニケーションを図れる、④それぞれのタスクを明確化し、補完しあえるといったスキ

表 1　チーム医療による効果 [2]

- 疾病の早期発見・回復促進・重症化予防など医療・生活の質の向上
- 医療の効率性の向上による医療従事者の負担の軽減
- 医療の標準化・組織化を通じた医療安全の向上

ルを養うことのできる工夫が求められる。

3. チームを牽引するためのリーダーシップ

　チームは、ある課題を達成するために発生する。その対応に適したリーダーが選ばれ、上下関係によってではなく、メンバー各々が協働しあう。チームのまとめ役を担い、人の心を動かすのがリーダーであり、一緒に協働しあうメンバーがフォロワーである。リーダーは、「自己の理念や価値観に基づいて、魅力ある目標を設定し、またその実現体制を構築し、人々の意欲を高め成長させながら、課題や障害を解決する行動」[4]であるリーダーシップを発揮しなければならない。

　その前提として、リーダーは、フォロワーの感情を良い方向に動かし、課題解決に向かわせるEQ（Emotional Intelligence Quotient：情動知能）を高める必要がある。というのは、人は理性や理屈よりも、感情で動く場合の方が多いからである。しかし、残念ながら、医療現場においては、人を権威で従わせる文化が残っており、感情を持つ仲間としてフォロワーを認め、自分の足りない部分を補完しあい、助け合いながら、目標を達成しようとする視点が十分ではない。

　EQとは、「感情を正確に知覚し認識し表現する能力、思考を促進するために感情にアクセスし感情を生み出す力、感情や感情に関連する知識を理解する能力、感情面と知的な面での成長を促すために環境を調整する能力、これらを含むものである」[5]。EQには①自己認識、②自己管理、③社会認識、④人間関係の管理の４つの領域がある（**表2**）[6]。これらのEQを高めるためには、以下に述べるようなコンピテンシーを養う必要がある[6]。コンピテンシーとは、「特定の職務を効果的に行うために必要とされる、観察・測定が可能な個人のスキル、行動、知識、能力、才能」である[7]。

　「①自己認識」に求められるコンピテンシーは、自身の感情が仕事上のパフォーマンスにどのように影響するか認識し、フォロワーからの批判やフィードバックを歓迎して建設的に受け止め、また改善すべきことは潔く認めて取り組むことのできる姿勢である。また自分の長所を活かしたリーダーシップを発揮し、自分の足りない部分については助けを適切に求め、その必要な場面を認識できる能力である。

　「②自己管理」に必要となるコンピテンシーは、チームを崩壊に向かわせる不穏な感情

や衝動を適切にコントロールし、良い方向に舵の切り直しを図れる力である。つまり、強い圧力には屈せず、危機に瀕してもその逆境を克服し、それをばねにしてポジティブに変容させることのできるレジリエンスである。その他に、自分の誤りは素直に認め、新しい環境に適応する柔軟性を持ち、達成可能な難易度の高い目標を自身に課して、自身のパフォーマンスの向上を図り、自らチャンスをつかんだり、創りだしたりすることで現状を打破するスキルである。

「③社会認識」のコンピテンシーは、フォロワーの感情のシグナルを察知し、必要に応じてその話を聴く場を設け、相手の思いや考えを理解できるスキルである。また、チーム内に働く力関係や暗黙のルール、フォロワーそれぞれの価値観にも敏感となり、フォロワーにどのように働きかけたら、共通の目標を持てるのかについて考え、対応できる力である。フォロワーが他チームや患者との関係を良好に保つことのできる調整力も該当する。

「④人間関係の管理」では、フォロワーが成し遂げたい、やってみたいと思えるビジョンを示すとともに、フォロワーが納得できる共通のミッションを掲げ、それを説得できる力がコンピテンシーとなる。また、フォロワーに関心を示し、フォロワーが成長できるようにサポートする、チーム内のコンフリクトを解消する、変革が必要な時には変革する、友好的な協調関係を構築し、フォロワーからのコミットメントを強化するスキルである。

4. リーダーシップとその類型

リーダーシップの発揮の仕方は、人によってさまざまである。リーダーシップは、置かれた状況によって1種ないし数種類を使い分ける必要がある。代表的なリーダーシップとして、「①ビジョン型リーダーシップ」「②コーチ型リーダーシップ」「③関係重視型リー

表2　EQの4つの領域

① **自己認識**：自身の感情を自己認識し、その影響力を把握する。自身の長所・短所、限界を知る。自分の価値観や自分が何に動機づけられているのかを理解する。

② **自己管理**：不満、怒り、不安といった負の感情に支配されたり、怒りをぶちまけたり、小さなことで大騒ぎをしたりすることなく、自分の感情・衝動をコントロールする。真摯に自分の気持ち、信念を行動に反映させる。逆境におかれても、障害を克服し、順応できる柔軟性を働かせる。ものごとをポジティブに捉え、目標の達成に向けて、自らもパフォーマンスの向上を図る。

③ **社会認識**：フォロワーの感情を感知し、くみ取ることに加え、他者の考え方を理解し、興味を示す。チーム間での潮流、チームで働いている意思決定、政治的力のメカニズムを読み取る。フォロワーや患者のニーズを認識し、対応を図る。

④ **人間関係の管理**：魅力ある、説得力のあるビジョンを掲げ、フォロワーのモチベーションの向上を図る。フィードバックとサポートを通じてフォロワーの才能を伸ばす。チーム内のコンフリクトを解消する。チームに慣性の法則が働き、成果があがらず停滞しているときは変革を起こす。

ダーシップ」「④民主型リーダーシップ」「⑤ペースセッター型リーダーシップ」「⑥強制型リーダーシップ」がある（**BOX**）[8]。

①から④のリーダーシップスタイルは、成果の向上に向けたチーム内の共鳴を起こすことに有効である。それに対し、⑤と⑥のリーダーシップは、ある状況下では機能するが、チームを崩壊に向かわせるリスクもあることを念頭におきながら慎重に使う必要がある[8]。なお、これらのリーダーシップの適用については、適用すべきかどうかの状況判断を行い、その適用が本当にうまくいくのかを吟味した上で活用するようにする。

多くの医療組織ではリーダーシップの危機に瀕しているといわれている[9]。医療の文化におけるリーダーシップは、これまでペースセッター型や強制型リーダーシップが主流であった。特に、手術室では、医師がリーダーとなり、医師以外の医療専門職は権威勾配によって支配され、患者の安全を脅かすような危険な事象が生じそうになったり、生じたりしていても、フォロワーが指摘したり、建設的な意見を言ったりすることが許されない風土になりがちであった。このようなリーダーシップが好んで使われる場合、チーム医療の概念は成立せず、医療の質や安全性が担保されない。医学教育においても、如何にリーダーシップが医療に期待されている成果と結びついているかについて学ぶ場を提供することが求められる。

BOX　リーダーシップのタイプ

① ビジョン型リーダーシップ

【スタイル】
・フォロワーから信頼されているリーダーが、明確なビジョンを示し、フォロワーを鼓舞激励する。

【適用方法と適用すべき状況】
・フォロワーにとっても魅力ある共通の目標を掲げ、その達成に向けてフォロワー一人ひとりの感情を動かす。
・変革を図るために新たなビジョンを提示したり、明確な方向性を示したりするときに有効。

【留意点】
取り組む課題について、リーダーよりもフォロワーの方が経験や専門的知識が高く、精通している場合、リーダーがビジョンを掲げても、フォロワーがついてこないことがある。

② コーチ型リーダーシップ

【スタイル】
・フォロワーを育成することを優先し、フォロワー自らが自身の長所と短所を自覚し、

それらに基づいて目標が達成できるようにサポートする。

【適用方法と適用すべき状況】
・フォロワーの成し遂げたい自己目標をチームの達成目標に結びつけ、フォロワーの持つ能力が最大限に発揮できるように長期的に才能を伸ばしてパフォーマンスを向上させるようにする。
・専門家として能力の向上を目指したいフォロワーがメンバーの時に有効。

【留意点】
・モチベーションが低いフォロワーや単なる指示待ちのフォロワーの場合には、自己の成長に対する喜びが得られにくいため、個々のパフォーマンスの向上をかえって妨げる可能性がある。

③ 関係重視型リーダーシップ

【スタイル】
・フォロワーの感情やニーズを優先的に考え、フォロワーを満足させることで、チームの共鳴を引き出す。

【適用方法と適用すべき状況】
・フォロワーのメンバー間の関係性が良好になるように、その間に入りつなげる。
・チーム内での亀裂の修復が必要なとき、チーム間で意思疎通が図られていないとき、ストレスの大きい環境でモチベーションを落とさずにタスクを遂行しなければならないときに有効。

【留意点】
・人間関係を重視するあまり、フォロワーのやることをすべて許し、認めてしまうことがある。
・質が低かったり、安全性を脅かしたりするようなやり方を許してしまうと、やればできるはずのフォロワーの能力を低下させてしまうこともある。
・関係性を重視しながらも、フォロワーがどうすれば、きちんとできるようになるのかといった視点で関わり、よい人にならないようにする必要がある。

④ 民主型リーダーシップ

【スタイル】
・フォロワーの考えを聞き、取り入れ、チームワークを重視して目標を達成する。

【適用方法と適用すべき状況】
・フォロワーの考えや懸念事項を常に聞きたいという真摯な姿勢を持ち、そのための機会や場を設けるようにする。
・賛同を得たり、何かコンセンサスを得たりすることが必要な時に有効。
・フォロワーから、それぞれの専門性を活かした意見を取り入れたいときにも有効。

【留意点】
・フォロワーからの意見を聞きすぎたり、頼りすぎたりすると、意思決定ができなくなることがある。進むべき方向性を押さえ、振りまわされないようにすることが必要。
・一方的に上から命令するのではなく、チームワークを大切にする。

⑤ ペースセッター型（模範型）リーダーシップ
【スタイル】
・リーダー自らが、高いレベルの目標を設定して手本を示し、フォロワーにも同じレベルで達成を求める。
【適用方法と適用すべき状況】
・難易度が高く、やりがいのある目標を設定するようにする。
・モチベーションも能力も高いフォロワーが集まっているようなチームでは、高いレベルの成果を得ることができ、有効。
【留意点】
・フォロワーが成熟していない段階で、このリーダーシップを適用すると、フォロワーはつまずいて自信をなくしたり、あきらめたりしてしまうことがある。フォロワーがタスクを遂行できないときに、リーダーが横から口を出したり、とりあげて代わりに片付けてしまうことで、フォロワーはさらに悪循環に陥ることがある。
・フォロワーのタスク遂行に係る成熟度を踏まえた上でこのリーダーシップを適用させる。

⑥ 強制型リーダーシップ
【スタイル】
・リーダーの命令や指示に従うことを要求。
・フォロワーには裁量権を与えず、リーダーがあらゆる状況を独断的に厳格にコントロールする。
【適用方法と適用すべき状況】
・命令に対して即座に従うことを要求する。
・危機的状況下にあるときや再建始動時、問題行動のみられるフォロワーに対して適用する。
【留意点】
・フォロワーは脅しを受けることになる。また、厳格に支配し監視下に置かれることで、フォロワーからの信頼感が失われ、チームには不協和音が流れることがある。
・意義や理由を説明せずに、鞭だけで相手を従わせるやり方は、フォロワーの士気、自尊心、満足感を低下させ、成果がかえって得られなくなる危険性もはらんでいる。

5. チームの土台を作るマネジメント

　リーダーシップとマネジメントは異なる。リーダーシップは、フォロワーの感情に働きかけ、目標の達成に向けてチームを牽引する。それに対し、マネジメントは目標が達成できるように必要な人的・物的資源や情報を管理・運用し、P（Plan：計画）→ D（Do：実行）→ C（Check：評価）→ A（Act：改善）をまわす。リーダーは、状況に応じて、リーダーシップとマネジメント力の双方をうまく発揮することが求められる。マネジメントにおいては、フォロワーの能力や専門性に基づいて、タスクを適切に割り当てることが重要なカギを握る。

　一般的に、人は焦点があてられた方向に自分の意識を傾ける。このため、「できない」「やれない」といった弱みに焦点がおかれると、他に優れた能力があるにもかかわらず、その能力が使われなくなり、弱みだけが際立つようになる。そして、結果的に、その人の持つ潜在的な力を活かすことができなくなってしまう。リーダーは、フォロワー一人ひとりの弱みではなく、強みに目を向け、その強みをどのようにしたら引き出せるのか、その強みをどのように使えばチームの成果につなげることができるのかを考えながら、タスクを割り当てる必要がある。また、その強みによって生み出された成果をフィードバックし、そのフォロワーが如何にチームに貢献し、役に立っているかを伝え、モチベーションの向上を図れるようにしていかなければならない。タスクを割り当てたら、チームの目標達成に向けてフォロワー自らが貢献すべき事柄を明らかにして目標を立て、その達成に対して責任を持てるようにする。その際、チームに不協和音が生まれないように、責任と権限を一致させ、公平感を保つように配慮する。

　フォロワーに、権限を与えず責任だけを負わせれば「理不尽さ」、責任は持たせず権限だけを与えれば「何をやっても許されるやり放題」を招く。理不尽さを感じたフォロワーはタスクを遂行することを避けるようになる。「何をやっても許される」人がチームにいることで、フォロワーはついていけなくなり、離脱してしまうこともある。リーダーは、タスクを割り当てるときに権限と責任が等しくなるように配慮することが重要である。

　また公平に扱われているかどうかは、フォロワーのモチベーションを大きく左右する。

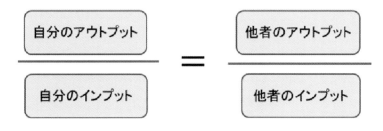

図1　公平性

Input（努力、時間、コミットメント等）の対価としての Output（報酬、感謝、評判、認知等）が、他の人と比べて公平さを欠いていると、モチベーションは低下する[10]。公平かどうかは人の主観的な感じ方であるが、リーダーは、不公平さを感じさせない、適正な評価を行い、モチベーションの向上につなげることが大切である（**図1**）。

おわりに

　リーダーシップとマネジメントは、チームが目標を達成する上でどちらも必要不可欠な機能である。ハシゴを正しい位置にかけるのがリーダーシップであり、ハシゴから落下することなく、困難な状況におかれても登り切れる土台を固めるのがマネジメントである。チーム医療が重視されている現今、リーダーシップの発揮やマネジメントの遂行に必要となる知識・スキルを学べる場や体制を整備し、最大の成果が得られるようにしていくことが求められるであろう。

■ 文献

1) デュボス ルネ．健康という幻想：医学の生物学的変化，紀伊國屋書店，東京，1977：193-211．
2) 厚生労働省．チーム医療の推進について（チーム医療の推進に関する検討会報告書）平成 22 年 3 月 19 日　http://www.mhlw.go.jp/shingi/2010/03/dl/s0319-9a.pdf
3) 篠田道子．多職種連携を高める，チームマネジメントの知識とスキル，医学書院，東京，2013：38．
4) 大中忠夫（編）．MBA リーダーシップ，ダイヤモンド社，東京、2006：18．
5) 高山直．EQ 入門，日本経済新聞社，東京，2009：31．
6) ダニエル ゴールマン , リチャード ボヤツィス , アニー マッキー：EQ リーダーシップ 成功する人の「こころの知能指数」の活かし方，日本経済新聞社，東京，2010：312-315．
7) 渡辺直登．コンピテンシーと職務遂行能力，日本労働研究雑誌 2015；No. 657/April：44．
8) ダニエル ゴールマン , リチャード ボヤツィス , アニー マッキー．EQ リーダーシップ 成功する人の「こころの知能指数」の活かし方，日本経済新聞社，東京，2010：75-119．
9) ダニエル ゴールマン , リチャード ボヤツィス , アニー マッキー．EQ リーダーシップ 成功する人の「こころの知能指数」の活かし方，日本経済新聞社，東京，2010：105．
10) 田尾雅夫．モチベーション入門，日本経済新聞社，東京，2006：48-52．

Ⅲ章 3 人工知能時代の到来で再認識される共感とコミュニケーションの能力

東京医療センター教育研修部　尾藤誠司

要約

　共感とコミュニケーションの能力は、今でもすべての臨床医にとって必須の能力だが、将来人工知能あるいはロボットが医療における情報のやり取りの一部を担う時代にはさらに重要性を持つ能力となるであろう。なぜなら、診断や治療に関する客観的根拠をマネジメントすることは、ロボットにとって造作もないことであるが、「自己」や「文脈」あるいは「感情」を持った主観的な情報に理解を示しながら、患者と適切なコミュニケーションをとるには、価値も含めた複雑な情報の交流をする必要があるからである。本稿では、情報の複雑化と、情報を受け取る関係者が抱く価値の相対性に対する理解が必要になってくる未来において、医療者が獲得し続けなければならない能力、あるいは、新たに獲得しなければならない能力についての論考を行う。特に、医療者は患者の人生を左右する重要な意思決定に関与せざるを得ないため、本稿では特に患者にとって最善となる意思決定を支援するという役割を持った医療専門職にとって、どのようなコミュニケーションの能力が必要なのか、さらには、その能力をどのように身につけるのかについて論述する。

1. はじめに

　医療者教育において、もっともカリキュラムに落とし込むことが難しい領域に、態度領域の教育とコミュニケーション教育がある。そして、しばしば態度教育は、憲章を唱える

だけの無味乾燥なものとなり、コミュニケーション教育といわれているものの大半は接遇教育の域を出ていない。しかし、後述するが、おそらく接遇技術は人間よりもロボットの方が高い。人工知能が医療サービスのある部分を担うようになる時代、生身の医療者が行うべきコミュニケーションは、表層的な接遇のみではない。

　医療者と面接するということは、患者にとってはしばしば利益よりもむしろ害になることが決して多くない。医療者が患者に対して投げかけるさまざまな言葉、例えば「がんばってください」とか、「どこも悪いところはありませんよ」とか、「この事実を受け入れてください」とかの言葉はしばしば患者を立ち直ることができなくなるほど傷つける。医療者は、臨床において患者にあってやり取りをする限り、常に弱い立場に立たされる患者に対して、自分が発するメッセージがどのような影響を与えるかについて自覚的である必要がある。

　また、処理能力の高い人工知能は、おそらく新たなタスクを人間に課するようになる。それは、インターネットの登場によって情報が世界中にあふれるようになり、口コミ情報からマスコミ情報まで規模も構造も異なる情報をインプットすることが可能になったことや、情報のやり取りが多方向性になったことなどによって、情報を受け取り処理する人間に新たなタスクや倫理観が必要になってきた時代の変化と同等の変化である。情報の複雑化と多様化が医療サービスにおいても当たり前となる時代において、医療者がさらに獲得しなければならない能力が存在すると筆者は仮説する。本稿では、そのような未来を見据えたうえで、これからの医療者が獲得すべき能力やより重点を置くべき能力、さらには、それらを獲得するうえでどのような方略が考えられるかについて論考を行う。

2. 人工知能が可能な情報のやり取り

　ロボット技術は情報の有効利用やシステム化、あるいは、手術等における正確なプロセス遂行技術を提供するのみではない。比較的高度な思考である情報の多元的な解析や価値判断についても工学技術はすでに人間以上のパフォーマンスを行うことを実現可能にしている[7]。おそらく以下のようなことは、平均的な医師よりもロボットの方が高い能力を発揮するであろう。

- **診断に向かう情報収集**：現代の臨床推論プロセスは、病歴および身体診察におけるひとつひとつの所見を診断の根拠としつつ、ベイズ推定理論を利用した推論方法を採用している。コモンな疾患から比較的まれな疾患まで、最初の検査前確率を設定したうえで鑑別疾患を網羅し、情報の収集に準じてそれぞれの疾患の有病割合を上げ下げしていくというプロセスは、ロボットにとってはたいへん親和性のあるプロセスである。例えば、医療面接の内容を問診に限ってしまうのであれば、ロボットの方が早く

正確に患者の持つ疾患に関する鑑別とその有病割合を導き出すであろう。「はい／いいえ」あるいは5択のようなクローズドの返答を促す質問はもちろん、オープンな質問から鑑別を導き出すことも十分可能になるであろう。

- **Red Flag Sign を見逃さないこと**：ベテランの救急医が「なんとなくおかしい」とか「言葉にはできないが、この人は腹部 CT までやっておいた方がよい」というような判断をすることがあり、そして実際にその判断によって重症疾患や緊急疾患が発見されることがある。これは、ベテラン救急医が経験に基づき患者から何らかの Red Flag Sign を受け取っているのだ。このような言語化できない「あやしい感じ」は、むしろロボットによって明確に解析される可能性が強い。ビッグデータ解析は人間が嗅覚で察知するようなあやしさを明示的にあぶりだす能力を持っている。
- **医学的評価結果に関する説明**：有病割合、あるいは治療や検査に伴う成功の可能性や副作用のリスクを定量的に算段し、客観的な視点からの評価を個別の患者に正確に提供することは、医師が行うよりもロボットが行った方が患者にとって有益かもしれない。第一に、提供される情報の科学的視点からの正確さはロボットの方が圧倒的に高い。第二に、提供される情報がどれほど客観的であったとしても、人間から発せられる情報には必ずその人間自身のメッセージが少なからず込められてしまう。医師はリスクについての説明を自分の意図をまったくゼロにして患者に提供することは困難であり、患者も医師から発せられた言葉をまったく客観的な情報として受け取ることは困難である。客観的な情報を、文脈を排したうえで伝えるという目的を達成するのであれば、人間よりもロボットが行った方が優れているだろう。
- **丁寧なクライアントとの接遇**：おそらく、目の前の患者に対して侵襲度が低く丁寧な言葉のやり取りを行うことも、未来のロボットは難なくこなすであろう。人間のように、電子カルテとにらめっこをしたまま目線も合わさず、「はいはいはい」とか、「それはさっきも聞きましたけど」というような、あえて相手をイラつかせる言葉を投げかけることもない。ロボットは、そのような言葉が目的を達成するうえで無駄な言葉であることを理解している。弱っている患者が生身の医療者にあってかえって傷ついてしまうよりは、OSCE（Objective Structural Clinical Examination）の医療面接で行われているような当たり障りのない会話についてはロボットに肩代わりしてもらった方が害が少ないかもしれない。「ずっと頭が痛いのです」という患者の言葉に対して、「それは大変でしたね」という言葉を切り返すことは、ロボットにとっては造作もないことである。

3. 情報の複雑化と相対化が生む、新たな医療者の能力

筆者は、将来上記に掲げたような患者とのやり取りは、あらかじめ人間ではなくロボッ

トにとってかわられると考えている。プロフェッショナルとしての医療者が身につけなければならない能力は、上記部分以外のコミュニケーション能力である。ではそれは何なのか、そして、それらをどのように身につけていくのかについてこれから論述するが、その前にもうひとつ整理しておくものがある。それは、ロボットが患者等との情報のやり取りの一定の部分を肩代わりするようになったとき、医療者にはおそらく新たに必要となってくる役割が存在するということである。鑑別疾患とそれらひとつひとつの有病割合について、高度な問診技術を持つロボットは、正確に導き出すようになるだろう。さらには、文献的根拠の大規模なプールを利用することで、治療の選択肢は増え、それぞれの治療選択肢が患者の持つさまざまなアウトカムに与えうる影響について網羅的に提示することができるようになるであろう。このような状況は現在の医療にはない。たとえそれができる技術がある一人の有能な臨床医にあったとしても、そのような複雑で多元的な情報を患者にすべて提供していくことは、患者の意思決定を支援するよりはむしろ患者に対して混乱を招く可能性が高い。結果的に、患者は医療者によってあらかじめ脚色され、単純化された情報を受け取っている。例えば、「この手術はかなり危険ですがどうしましょうか？」というようなあいまいな情報をプラットフォームとしながら、患者と医療者はつながっているのだ。ロボットが情報のやり取りに介在することによって、おそらくこのようなあらかじめ単純化された情報はなくなっていくであろう[2]。そのような状況を想定した時に、医療者が持っていなければならないコミュニケーション技術とはどのようなものなのかということについて、私たちは考えておく必要がある。

　以下に、筆者が考える未来の状況を見据えたうえでの臨床医に必要な能力について列記する。

1. 患者が抱えている健康問題を断片的なものではなく、文脈を持った体験として理解する能力
2. 患者や患者家族が発する言葉の裏側にある認識や感情を理解しようとする能力
3. 患者の考えや感情に共感する能力
4. 複雑な情報を整理して伝える能力
5. 多様なアウトカムを価値として捉える能力
6. 関係者がお互いに受け入れられない部分を理解しながら合意を形成していくプロセスを支援する能力
7. 認識と感情の揺らぎに配慮しながら支援を継続する能力

以下の文章では、以上のそれぞれのコンピテンシーについて解説を行う。

4. 未来の医師に必要なコミュニケーションの能力

コンピテンシー1 患者が抱えている健康問題を断片的なものではなく、文脈を持った体験として理解する能力

　しばしば、「患者のナラティブに耳を傾ける」ことが、医師に必要な能力として紹介される。ここで筆者が掲げているコンピテンシーもほぼ同じものを指している。しかしながら、現在の医学教育に導入されている「患者のナラティブに耳を傾ける」ことは、患者の意見を否定せずに単に時間をかけて「話を聞いてあげる」ことにとどまっていると筆者は考えている。ただ、それは専門職としてトレーニングすべき能力としては不十分か、あるいは逆効果である。なぜ専門家は患者の体験を体験として理解する必要があるのか？　それは、あらかじめ専門家の中に患者のストーリーがセットされてしまっており、専門家としての知識を持ち合わせているからこそ、そのストーリーの範疇を超えられなくなってしまっているからである。

事例 1

　61歳男性。今回、区の健康診断で高血圧と脂質異常、心電図異常を指摘され、来院した。初診時の血圧は154/88mmHg、LDLコレステロール値148mg/dl。心電図では完全右脚ブロックが指摘されていた。

　患者がなぜ専門家である自分の前に今いるのか？　これについて、専門家はすぐに理解してしまう。しかし、その理解に基づいた患者とのその後のやり取りは、しばしば患者の意図から離れていくか、あるいは患者を追い込んでいく。医療専門職の文脈においては、「いろいろな体の異常が見つかって心配そうにして来院している患者。その不安に対し共感的な表象を行うとともに、これからは、生活習慣の改善とともに、慢性疾患の管理をしっかり行っていく支援を始めるべき」という解釈が、パターンとして認識される。

　一方、この男性にとって、区の検診で異常が見つかり報告を受けたことや、医師から慢性的な管理が必要な病気の存在を告げられることは、この男性なりの意味を持つことになる。この男性は、会社役員として一貫して強い自分を生きてきた人間だった。常に彼は管理「する」側の人間として人生を全うしてきた。定年によるあっけない組織人としての幕切れ。その後訪れてくれる自分を管理しようとするさまざまなもの。健康への脅威は、自分を管理「する」側の人間から管理「される」側の人間へ追いやろうとする呪文のように聞こえた。否定することが難しい健康と科学の世界観に引きずられながら、今自分を管理しようと笑顔を振りまいている医師。このようなことがこの男性の中には起こっていた。

患者のナラティブに耳を傾けるということは、個別の人生を生きてきている一人一人の人間を、専門職として認識するべき「高血圧＋脂質異常を持つ男性」という一定のパターンで解釈するとともに、患者の中でまったく別の物語が形成されており、自分はそのことについてまったく無知であるという態度を持ちながら患者に向かうことだ。そこで、患者に対して無知である人間として患者について知ることによって、専門職としてどのように患者を支援できるかを考えることができる。同時に、医療職の専門家として関わることが患者にとって利益となること、利益にならないこと、さらには、むしろ不利益となる可能性があることについて専門家は知る必要があるだろう。「患者のナラティブに耳を傾ける」ことの主たる目的は、患者を安心させることではなく、専門家としてどう患者と関わっていくのか、自分が患者という主人公に対してどのような役回りを演じるべきかについて知ることなのだと筆者は考える。

コンピテンシー2　患者や患者家族が発する言葉の裏側にある認識や感情を理解しようとする能力

　筆者は東京の大規模な教育病院に長年勤務している。その中で、数え切れないほど患者や患者家族と医療者の間でおこる軋轢を目にしてきた。特に、若い医師と患者の間で起きる不幸な軋轢の大部分は、患者側が医療者に求めているものと、医療者が患者側に提供しようとしているものの大きなかい離によるものである。そこにかい離があることに対して多くの場合若い医師は認識していないし、そこにかい離があることを認識していたとしても、そのかい離を埋めるには患者側が自分の主張を理解することだと信じている。そして、そのアプローチは多くの場合うまくいかないのだ。

事例2

　ここに、やや困難な関係になっている患者と医師のやり取りがある。患者は、自分の状況が一向に改善しない状況に対して、「先生、この間のエコーの検査で肝臓には問題はないということだったのですが、本当に大丈夫なのでしょうか？」という質問を担当医に投げかけた。担当医は、「エコーで大概のことが分かるので、ほぼ問題ないといってよいと思います。どうしてもというのなら、CTスキャンやMRI検査を追加することで、より精度を上げていくことは可能ですが、いずれにしても100％情報が得られるわけではありません」と返答した。

　ここで、担当医にはおそらく目の前の患者が「検査結果に関してなかなか理解していただけない方」として映っているのだと考えられる。そして、自分が行っている説明が妥当

なものであることを患者に分かってほしいという気持ちでいっぱいになっていると推察される。しかしながら、専門職の視点から自分の説明が医学的に妥当であることを繰り返しアピールしたとしても、おそらくここで困っている患者の感情や認識にタッチすることはできないであろう。ここでこの担当医が行うべきことは、「先生、この間のエコーの検査で肝臓には問題はないということだったのですが、本当に大丈夫なのでしょうか？」という質問を通じて、患者が今何について困っていて、担当医に何を伝えようとしているかについて想像をすることである。

　このような意識のスイッチは、態度領域の能力とされるが、態度だけでは実はなかなか習得できない。今、言葉や表情を通して患者が自分に対して何かを伝えようとしていることに気付くためには、患者から発せられるさまざまな表象にアンテナを張り、実際にそれをキャッチして分析する能力が必要になる。例えば、これは表象された内容の時間的変化、例えば、前回患者が訴えていたことと今回言っていることの内容に不一致があるような場合、それが何に基づくものなのかについて意識を働かせるということである。ここで、多くの場合医療者は「あなたの言っていることは前回言っていたことと整合性が無い」と、自分の妥当性を主張し相手の不合理性を指摘するような立場をとってしまうが、それはしばしばコミュニケーションの障害となる。

コンピテンシー3　患者の考えや感情に共感と理解を示す能力

　医療面接のOSCEで「共感的な態度を示す」ことと「傾聴する」ことは、面接技術の重要な部分を占めている。しかし、それらの行動と「共感すること」とは大きく異なる。ここでの「共感」とはロジャースの言う「共感的理解」と同義とする。共感的理解もまた、態度領域のコンピテンシーであるとともに、情動領域の技術でもある。そして、個人として個別の体験を持って目の前にやってきている患者に対して共感的理解を働きかけるには、「専門家としての私」という自己認識が必要になる[3]。

　共感的理解に至るうえで、最初に必要なことは「自分の考えていることと患者、あるいは患者関係者が考えていることは異なっている」ということを知ることであり、そして「その相違は、どちらかの考えが正しくどちらかの考えが間違っていることではない」ということに対して、自己として腑に落ちていることである。そして、このことを日常の他者との対話の中で常に受け入れ続けることは容易なことではない。そして、この相違に気付き、その相違を受け入れることは、自分が専門家という立場になればなるほど困難となっていく。それは、専門家と素人という関係性が価値の支配関係を構造的に生んでしまうという特性を持っているからである。

> **事例 3**
>
> 74歳女性。1年前に糖尿病と診断された。当初 HbA1c は 9.2％で程であったが 薬の内服により現在は 8.0％前後に維持されている。BMI は 27 であり、外来担当医としては食事療法を強化し痩せるように強く勧めている。糖尿病の文脈だけではなく、太っていることは膝にもよくないこと等を再三説明している。患者は「はい、分かりました。今度から気をつけます」と毎回返答するのだが、彼女がやせる気に本気になっているとは到底思えない。

　担当医は、医療専門職として一般的に持つ、さらには、持たなければならない価値判断が存在する。それは、血糖値は高くあってはならないという価値であり、体重過多にある糖尿病患者は減量のために食事制限や運動の努力をしなければならないという価値であり、さらには、将来健康を大きく害する事象がおきることは不幸なことである、という価値である。医療者はこの価値を捨てられないし捨てるべきではない。しかしながら、医療者がこの価値を捨てるべきではないということと、患者がこの価値に支配されなければならないということは別のことである。

　この事例のシナリオにおいて、一見すると患者と医療者は同じ方向を向いているように見える。しかし、筆者は両者の認識が同一であるとは考えていない。なぜなら、この担当医はまだ患者自身の認識や感情、価値などに触れようとする行動をとっていないからだ。ここでまず担当医が行うべきことは、この患者が、自分が糖尿病という病気を患っていることに対してどのように考えているのか、医療者が勧めている食事の摂取制限や原料に対してどう考えているのか、その考えが何に基づくものなのかということについて知ろうとする努力である。「もう少し痩せましょう」という医療者の言葉に対して、患者は少なからぬ抵抗を感じているかもしれない。例えば、豊満な肉体というボディイメージは、彼女の女性としてのアイデンティティの根幹を支えているかもしれない。そして、それは患者自身の語りによって沸き上がり、はじめて医療者に伝わるものである。

　患者自身の認識と感情、そして価値を知ることで、医療者はようやく自分の考えと目の前の患者の考えが異なっていることに気が付く。患者と医療者間における認識と価値の対立が明らかになるのだ。対立は共感にとって疎外因子となると考えることが一般的ではあるが、筆者は逆だと考えている。むしろ、他人の考え方と自分の考え方の間に少なからずかい離が生じているということを認識することが共感的理解に向かう重要なステップなのだ。医療者には、このときなぜ患者は自分が考えていることと異なることを考えるのだろうか、ということに想像を働かせる必要がある。そして、そのかい離が「専門家としての私」と「すげ替えの利かない個性と文脈を持つ存在としての患者」の違いであり、両者の考えはともにその立場において妥当である、と考えることが大切になる。そのような立場

に立つことで、はじめて専門家は自分のクライアントがなぜ自分と異なる認識や感情を持つに至ったのかについて思いをはせることができるようになる。そして、自分とは異なる認識を持つ他者の認識と、その認識に至った経緯に対して知り、それらを受け入れることはできない今でも尊重することができたのだとしたら、その専門家はまさに「共感的理解」を実践したのであろうと筆者は認識している。

　患者と医療者との間である事実に対する認識が異なるとき、医療者はしばしば、患者が自分の言っていることを「誤解」していると感じる。その感覚は、ある専門的領域の話題においては、専門家こそが正しい答えを持っているという前提の価値判断によるものである。対立する認識に対して、専門家が「如何に相手に対して自分の解釈や価値を理解させるか」という意識の身を持っていたのだとすれば、そこに共感というアクションは生まれない。共感的理解は、患者を理解する側である医療者が、理解に際して自らが持つ価値判断をあえて行わないという立場をとる。自らが持つ価値観をいったん横に置き、健康問題の当事者としての認識や感情のつながりがどのようなことになっているのかということについて、専門家はうまく理解できていないということを自分の中にセットする能力を医療専門職はまず身につけなければならない。その上で、相手の認識と感情に触れ、それを知ろうとする対話を開始し、実際に相手がどのようにそのような認識や感情を持つに至ったのかということを一部ながらも理解していくことが共感という所作なのである。

コンピテンシー 4　複雑な情報を整理して伝える能力

　近い将来の人工知能は、医師が行っている診断や予後の評価に対して大きな飛躍をもたらすであろう。例えば、ある症候を持って救急外来を受診した患者に対して、面接によって聴取された病歴と身体所見、および基本的な検査の結果から、現在診断のエキスパートが行っているような高度な診断推論を瞬時にやってのけることは想像に難くない。単に考えられる疾患の有病割合を並列に網羅するだけではなく、緊急処置が必要となる Killer Diseases や Must Rule Out Diseases と、よりコモンな疾患群などにカテゴリ分け、重みづけをしたうえで、ベイズ統計を応用した意思決定樹を極めて詳細に書きあげることも十分可能となるであろう。例えば、人工知能によって、患者が以下のように評価されたとする。

事例 4：当該患者のアセスメント結果

鑑別診断と有病可能性
- Most Likely Conditions
    ・機能性ディスペプジア 30-72%
    ・消化性潰瘍 14-28%

● Killer Disease / Must Rule Out Diseases
 ・腹部大動脈破裂 <1%
 ・急性心筋梗塞 1-2%
 ・上腸間膜動脈血栓症 <1%
 ・急性膵炎 1-2%
 ・虫垂炎 1-3%
 （その他リスト続く）

● Other Considered Conditions
 ・上腸間膜症候群 2-5%
 ・アレルギー性肉芽腫性血管炎 <1%
 ◎ SLE 漿膜炎 <1%
 （その他リスト続く）

　この鑑別一覧を患者に直接渡したら何が起こるだろうか？　おそらく何について理解してよいのかどうかも想像がつかないであろう。なぜなら、詳細な分析結果を理解していくうえでの医学的文脈を医学の素人である患者は持っていないからである。臨床医であれば、これらの分析結果を見た後、この患者にCTスキャンの検査を行うべきか、消化管内視鏡の検査を行うべきか、当面の処方の選択肢としてどのようなものがあるか、入院の必要はないか、などについて思いを巡らすであろう。一方、客観的で詳細な分析結果を患者に対して最善となる診療計画の立案に生かすためには、このような網羅的で複雑な情報はかえって当事者を混乱させてしまう可能性が高い。

　実は、今でも医療に関する評価の情報は十分すぎるほど複雑である。例えば、発熱とのどの痛みを呈する外来患者の診療選択肢については、網羅しようとすればその後の検査と治療計画の組み合わせだけでも十種類以上の選択肢が容易に想定される。そして、それらの選択肢を並列に並べ、患者側の自律性に100%依存し選択を委ねることは現実的ではないとほとんどの医師は考えるであろう。熟練した臨床医は、患者や患者家族に対し病状やその後の計画、選択肢を説明する際、現実的に患者側がよりよい選択ができるように情報をまとめたり、削除したり、アレンジしたりしている。そして、それは明示的なスキルというよりは、培ってきた臨床経験の中から養われてくる技術である。しかしながら、詳細な情報がまず患者側にテキストとして受け取られた前提においての情報の整理には、また新たな技術や、情報の整理を行う上での倫理的な視点も含めた考え方が必要になるかもしれない。

　例えば、医療の専門家が患者に対して今後の診療選択肢を提示する上で"Nudge"というものがある[4]。これは、診療計画に対して合意形成を行う上で、想定される選択肢をすべて並列に提示することによって患者が混乱してしまい、結果として不合理な選択を

行ってしまう不利益が予測される。そのような事象を回避するために、医療者側が専門家のパターナリズムに基づき、ある程度現実的と考えられる選択肢に絞り込んでしまい、その中での選択については患者の自由を尊重する、という情報提供および合意形成の在り方である。このような方法を実践することは、単に技術の問題ではなくなり、倫理的な観点からの考察を行う能力も必要となる。

コンピテンシー5　多様なアウトカムを価値として捉え目的を共有する能力

　患者と医療者が対話を行う上での重要な要素に、目的を共有する、ということがある。感染症などの急性疾患や、あらかじめ手術を行うことが予定された入院診療などにおいては、両者の中に十分な対話がなくてもケアの目的はおおむね共有されていることが多い。例えば、肺炎が治ってまた元気になるとか、手術が無事に終了するとかの目標は、あえて両者の間で確認をする必要のないほどのことかもしれない。一方、慢性疾患を持つ患者や、アルコールなど生活習慣に関連した疾患を持つ患者、あるいは介護を必要とする高齢者に対するケアにおいては、しばしば患者側と医療者側の間でケアの目的や手段に小さくないかい離があることが少なくない。「目的」という言葉をより具体的に言うのであれば、ケアが目指すアウトカムに対して両者がイメージする認識や、それらのアウトカムにどれほどの価値を感じているかの違いである[5]。

事例5

76歳男性。高血圧・脂質異常・糖尿病があり、月に一度かかりつけ医の診療を受けていた。血圧は170/110 m Hg 程度、HbA1cは9％程度の状況であり、担当医は頭を悩ませていた。降圧剤や糖尿病薬の追加を強く勧めるが、本人は「そんなに薬を飲んだらかえって具合が悪くなる」と薬剤の追加を強く拒否していた。一方、外来受診については怠らず、毎月処方薬がなくなる前に受診を続けていた。ある日の外来で、患者は「先生、これからはしっかり薬も飲むからちゃんと治してくれ」と、今までとはうって変わったような反応を担当医に見せた。後で分かったことだが、彼は妻と二人暮らしで、彼の望みは「妻より早く死ぬ」ことだった。自分の介護で妻を煩わせたくなかったのだ。しかし、先月その妻が脳梗塞になり逆に介護が必要になった。彼の中で「順番が逆になった」という自覚とともに、自分が妻の介護をするために長生きしなければならないという意識の変容が起こったようだ。

　「配偶者より早く死ぬ」ということを目指すべきアウトカムとしている人間はそれほど珍しくないかもしれない。そして、自分の患者がこのようなアウトカムを想定しつつ自分

の外来にかかり続けていることを想像できる医療者は少ない。そもそも、医療は患者の健康を最大化することが社会に与えられた役割なのだから、このようなことを知ろうとする必要はない、という主張はあるかもしれない。しかしながら、患者が目指しているアウトカムとそこにどのような価値を置いているのか、その背景にある文脈はどのようなものなのかについて知ることは医療者の重要な技術であるというのが筆者の意見である。なぜなら、それについて知らなければ、医療者は医学的に最善なケアを提供できたとしても、患者に対して最善となるケアを提供することが困難だからである。

「妻より早く死ぬ」という極端なものでなかったとしても、例えば、糖尿病患者が「おいしいものをいっぱい食べ続けて幸せな気分になりながら、なるべく長い間生きていたい」ということを強く望んでいるということはしばしば想定される。医療の専門家としては、「長く生きていたい」という価値については賛同できても、「おいしいものをいっぱい食べ続ける」ことには専門家の立場からは賛成できない。しかしながら、患者自身が描くその価値を尊重しつつ、専門家として推奨を行い、ともに目指すことができる目標を共有していくプロセスを踏む能力を、専門家は持つべきであろう。

コンピテンシー 6　関係者がお互いに受け入れられない部分を理解しながら合意を形成していくプロセスを支援する能力

意思決定支援は、ロボット技術が医療に大きく導入されたときに、生身の医療者に期待されるもっとも重要な技術かもしれない。なぜなら、意思決定は客観的な根拠を参考にしながら行う人間個人、もしくは複数集団の主体的な営みだからである。意思決定に関与するということは、すげ替えの利かない「自分」の主観的認識と感情のマネジメントを行うということである。意思決定は最終的に患者自身によって行われるものかもしれないが、意思決定に主観的価値を持って参与する人間は患者自身のみではない。そして、担当医や担当看護師などの患者を直接担当する専門職は、患者の意思決定を支援するものとしての役割と、専門家として患者の意思決定にかかわっていくものの役割を両方持つ。患者にとって最善となる選択が最終的に導き出されるということを達成するプロセスにおいて、医療者は、適切な対話の進め方や協議されている内容についての適切な考え方を身につけている必要がある。

事例 6

77 歳の男性。食欲不振と体重減少を主訴に来院した。精査の結果、すい臓がんが発見され、すでにステージ 4 の状態だった。担当医療チームは、がんに対する積極的治療は行わず、緩和ケア中心の支援を行うことが適切だと判断した。一方、患者自身と患者の家族は、抗がん剤による治療を強く望んでいる。

患者が医学的な立場からは不合理だと考えられる医療行為を強く望むことは度々ある。逆に、医学的には患者にとって大きな利益になると考える治療を患者が拒否することもしばしばある。このような場合にはいずれにしても、関係者間の中で十分な情報のやり取りが必要になる。医療者は、科学的な事実に基づいて明らかになっている情報を提示し、そこに専門家としての価値をまったく含めずに患者に意思決定のすべての権限と責任を譲渡するということはできないし、おそらくするべきではない。

　"コンピテンシー4　複雑な情報を整理して伝える能力"でも述べたが、選択肢を提示している段階で、すでに何らかの専門家の価値は意思決定に混入してしまっているのである。

　では、患者にとって最善となる意思決定が行われるプロセスにおいて、その合意形成のプロセスに医療者が関わっていくうえで、どのような能力が医療者に必要なのだろうか？おおよそ、以下のようなものであろう。

- **それぞれの選択によって起きうる転帰を予測する**：選択を行う上で、選択のその先に何があるのか、その可能性はどれほどのものかということについて共有されなければならない。専門家でしか評価できないことと、健康問題の当人しか評価できないことがある。意思決定をゴールとしたときに、これらの情報についてお互いが理解する必要がある。
- **専門家としての観点から推奨を提示する**：ある重症度を持つある病気に罹患した患者に対するある特定の診療行為に関する推奨度は診療ガイドラインに記載されている。そこに、患者の個別の事情や患者を取り巻く環境、さらには、医療提供者側の技術や環境要因などが加味されたうえで専門的推奨は行われる。
- **患者の選好について把握する**：患者が何を期待しているのか、何に不安を抱いているのか、医療に何をしてもらいたいと考え、何をしてほしくないと考えているのかということについて医療者は理解する必要がある。その理解によって、選択肢や専門的推奨の度合いは無限に書き換わるであろう。
- **折り合わない価値について尊重する態度を持つ**：しばしば、専門的な立場での認識や価値と患者自身のそれは折り合わない。そこに無理やり折り合いをつけていくことは、どちらかの価値によって、どちらかの考えや価値が支配されてしまっている構造かもしれない。折り合わない価値についてお互いに尊重しながらも、意思決定事項に向かっていく意識を持つことは、おそらくその獲得にトレーニングが必要である。
- **意思決定の根拠を、倫理規範の視点も含めて査定し、関係者間で共有する**：患者にとって最善となる選択を行う上での根拠は実に複雑である。選択によって想定される、患者が持つさまざまなアウトカムに対する利益および不利益はもちろん、患者自身の価値観や信念、さらには公正な医療資源の配分原則に照らし合わせながら意思決定の妥当性を関係者間で認識しあっていくという行為は、感情への配慮も含めた高度な技術が必要になる。

- **選択を保留する**：選択が困難であると思われたとき、もしそれが可能な状況であれば選択を保留するという方法をとるべきである。しかし、医療においては選択の保留が困難な場合も少なくはない。また、保留された選択についてどの状況あるいはタイミングで再検討するのか、ということも考慮する必要がある。
- **意思決定における責任や役割をシェアする**：意思決定に専門家が関与しているとき、そこには専門家としての責任や役割が少なからず存在している。一方、「個の意思決定については当事者の責任を70％、担当医の責任を30％とする」というような明示的なやり方は現実的ではないし、その意義も薄い。ここで専門家に必要なことは、当事者の意思決定に自分が何かしら加担しているのだという積極的な意識である。

コンピテンシー7　認識と感情の揺らぎに配慮しながら支援を継続する能力

　患者と医療者とのコミュニケーションは、意思決定が済んだ後も当然継続されていく。患者と医療者は、共有された目標に向かって出航した船にともに乗るクルーなのだ。その道のりは自動運行可能なこともあれば、その都度相談していかなければならないこともある。また、想定外の事象が道のりの途中で起きてくることも少なくはない。その中で、医療者は如何に患者を支援し続けられるかという能力が問われることになる。

事例7

43歳女性。左側の乳房のしこりに気が付き受診。精査の結果Ⅱ期の乳がんであることが分かった。担当医と十分相談し、セカンドオピニオンも受けたうえで、彼女は胸筋温存乳房切除術を行うことを決心した。手術は無事に終了した。その後、化学療法が行われた。抗がん剤治療によって一時的に髪の毛が抜け落ち、肌荒れが起きたが、化学療法終了後はまた髪も生えてきたため、一時的に使用していたウィッグも使用せずに済むようにまで回復した。外来担当医は、患者に再発の兆候が無いことについて熱心に語り、患者を安心させようと努めていた。

　大きな選択がなされ、その選択が専門家の視点から見て「うまくいった」ように映っているとき、専門家は患者の健康状況は順調であり、新たな問題は生じていないと解釈しがちである。一方、患者の中にはいろいろなことが起きている可能性がある。例えば、事例の患者にとって「再発が無い」という事象はあまりリアリティが無い事象かもしれない。なぜなら、彼女の人生にとっては、物事が起こらないことがデフォルトだからである。その際に、物事が起こらないことをもって成功を感じるということは、いささか無理があるかもしれない。一方で、かつてあった乳房がなくなったということは、その何倍も大きな

リアリティかもしれない。毎日、患者は医療者がまったく想像できないような葛藤や後悔を抱えているかもしれない。もしくは、今後訪れるであろう新しい人生の選択肢に対する不安を抱えているかもしれない。患者－医療者間において一見物事がうまくいってそうなときこそ、実は患者が医療者に対して自分の問題を言い出すことができず、途方に暮れているときかもしれない。その認識に気付き、患者の抱える問題に自らコミットしていくことは、患者の悶愛を解消もしくは軽減していく可能性はある。一方で、そのような行為によってより侵襲がかかり、患者に不利益を及ぼすことも考えられる。専門家として、どの程度、どのようなアプローチで潜在する患者の問題にコミットしていくかということは、高度な臨床能力であるといえよう。

　患者自身のセルフケアを促進し支援することは、慢性疾患が病気の中心となり、診断－治療のモデルでは人の健康維持を十分に支えることができなくなってきた現代において、医療者が持つべき重要な役割のひとつとなった。ある特定の健康問題（例えば、慢性的な腰痛）について、患者－医療者間に「ケアを受ける立場」と「提供する立場」というような一方向性の関係を作るのではなく、ともに問題に対処しながら適宜役割を分担したり協調したりする関係性を構築していくことが望まれる。患者をケアする主体は専門家ではなく患者自身であり、患者のセルフケアの中で専門家をうまく利用しながらやりくりする方法を見つけてもらうことについて医療者はしっかりとした技術を持つ必要がある。患者の健康物語に同乗するクルーとして、新たな選択肢を見つけたり、患者が自ら行う工夫を支援したり、患者が持っていた認識が書き換わる場面に立ち会ったりする上で、過剰介入に注意しながら専門家として自分に何ができるかを常に探し、積極的に関与する態度と、適切な関与のための技術が望まれる。

5. 能力を育むための方略

　以上述べてきたようなコンピテンシーは、教科書や文献を読み込むことによって獲得することが難しい能力である。明示化された技術として言語化することが極めて難しいし、たとえ言語化できたとしても、その技術を知識として獲得するだけでは、実際の情動的な能力の発揮には結びつかないであろう。裏を返せば、そのような能力以外のものについてはロボットによって代替えが可能だということでもある。

　上記のような能力は、その原則について表層的な理解をしたうえで、実際の事例に基づいたトレーニングを行う必要がある。卒前教育においては実際の事例に基づいた学習にはどうしても制限が発生するため、ある程度シミュレーションの要素を取り込まざるを得ないが、可能な限り実際の経験を学習に落とし込んでいくような方略が必要であろう。以下に、想定される教育方略について列記する。

- **リフレクション**：実際の診療場面における患者や患者家族とのコミュニケーションを指導医等とともに振り返ることは、ここで紹介した能力を獲得するうえでもっとも効果的な方法であろう。実際の患者とのやり取りがビデオなどで記録されている場合は、細かな言葉の使い方や話の進め方などに対して振り返ることができるためより教育効果は高いと考えられるが、必須ではない。事例の振り返りにおいて指導する側が配慮する点はまず学習者が指導者と振り返りのやり取りをする中で自ら気付いていくことである。例えば、学習者としては患者と非常にスムーズに話が進んだと考えているコミュニケーションがあったとして、もしそこに患者自身の具体的な意見が認識されておらず、「はい、分かりました」とか、「そうですね、やってみます」などの御意対応だけがなされていたのであれば、おそらくそのコミュニケーションはうまくいっていないことが考えられる。大切なことは、学習者が指導者とのやり取りの中で自らそのことに気付いていくというプロセスである[6]。
- **多職種カンファレンスへの参加**：ある具体的な臨床上の問題に対して、多職種で検討するカンファレンスに出席することは、学習者に大きな教育効果を与えるであろう。医師のみで行われるカンファレンスは、医師の均一な価値観と文脈の中で話が進んでいってしまう。その価値観の中で議論される内容に慣れ過ぎてしまうと、医師独特の価値観に違和感を覚えないようになってしまう。ソーシャルワーカー臨床心理士などが参加する多職種でのカンファレンスでは、普段医師同士の中で行われる議論とは異なる文脈が存在する。その中で、学習者は他者の考えと自分の考えの違いと、その両者がどちらもその文脈の中においては妥当なものであることに気が付くであろう。
- **シナリオ分析**：実際の事例に基づいたコミュニケーションや意思決定に日常的にかかわることが困難な卒前の医学生に対しては、事例シナリオに基づいた対話分析が効果的である。患者とのやり取りはDVDやソフトウエアなどが準備されているとより臨場感が出るかもしれない。ひとつひとつの患者との対話を、ビデオとの対話、あるいは学習者同士のロールプレイを通じて記録し、分析していく手法がよいであろう。もちろん熟練した模擬患者とのやり取りができればさらに望ましいかもしれない。ただ、学習者同士のロールプレイを行うことで、学習者は模擬的ではあるが患者自身の文脈に触れることができるかもしれない。患者や家族の役割をシミュレーションで行うことで、患者側の文脈と医療者が持つ文脈を俯瞰的に眺め、分析することができるようになる効果が期待される。

まとめ

　医療現場における患者と医療者とのコミュニケーションは、良好な関係性を構築することとともに、診断や治療に関する計画を立てる上での情報を収集したり、今後の診療に

関する意思決定を行ったり、共有された健康問題に対して協力的関係を構築し、それぞれが何を行うべきかということに対して認識しあったりすること等を目的として行われる。その中で、客観的情報を収集し分析することは、おそらく今後ロボットが行うことになるであろう。そのような状況を想定したうえで、生身の医療者により必要となるスキルは、患者の「言葉」の背景にある文脈を読み取る能力であり、自分が発する「言葉」の背景にある自分自身の文脈を読み取る能力である。人は、同じものを見ているようでも認識していることは異なる。さらに認識した事象に対しそれをどのように価値づけるかも異なる。その相違を善悪の価値判断とするのではなく、お互いに尊重されるべきものとして認識しながら、患者にとっての最善の利益に向けた対話を行うことができる能力が将来の医療者にはより必要になってくるであろう。

■ 文献

1) Russell S, Hauert S, Altman R, Veloso M. Robotics. Ethics of artificial intelligence. *Nature* 2015 May 28；521（7553）：415-8.
2) Green N, Rubinelli S, Scott D, Visser A. Health communication meets artificial intelligence. *Patient Educ Couns* 2013 Aug；92（2）：139-41.
3) 三國牧子，本山智敬，坂中正義著，野島一彦監修．ロジャーズの中核三条件 共感的理解 カウンセリングの本質を考える 3．創元社，大阪，2015 年．
4) Aggarwal A, Davies J, Sullivan R. "Nudge" in the clinical consultation--an acceptable form of medical paternalism? BMC Med Ethics 2014 Apr 17；15：31.
5) Peile E. Evidence-based medicine and values-based medicine：partners in clinical education as well as in clinical practice. *BMC Med* 2013 Feb 15；11：40.
6) Sandars J. The use of reflection in medical education：AMEE Guide No. 44. *Med Teach* 2009 Aug；31（8): 685-95.

Ⅲ章 4

人工知能学の観点からみたコミュニケーション能力と共感的理解 〜共感する能力を身に付けるためには何が必要か〜

静岡大学大学院 総合科学技術研究科教授　竹林洋一

要約

　医療機器システム、治療薬、治療方法等の進歩に加えて、人工知能技術を利用した医療ビッグデータ分析や鑑別診断システムの研究が活発化し、医学の客観化と高度化が進んでいる。その一方で、医療・看護・介護の現場では、専門職のコミュニケーション能力の向上が課題となっている。人工知能の創始者である Minsky は、「私たちは科学者に敬意を払うが、普通の人が日常生活で膨大なコモンセンス（常識）を使って考えて行動していることの偉大さに気付いていない」、「困難と思える問題はコンピュータには簡単で、常識的な問題の解決は困難である」と指摘している。専門家はたかだか数千程度の特定の分野の知識やスキルを身に付けるだけで一応の仕事ができるのに対して、コミュニケーションのような常識的能力は、何百万という知識やスキルの断片を学習し組織化して初めて身に付く。医療現場における専門職のコミュニケーション能力の向上が進まないのは、医学的診断や治療の専門的知識よりも、膨大で複雑な常識的知識の獲得と利用法についてスキルの習得が必要とされるからである。本稿では、Minsky のコモンセンス研究の中心的トピックである「スーツケースワード」の概念について説明し、「常識」「感情」「意識」「自己」について述べ、人間中心の人工知能学の観点から、医療現場で重要な「共感する能力」の獲得について論じる。

1. はじめに

医療、介護、介護や教育の現場ではコミュニケーション能力の向上が課題となっているが、そもそも、「コミュニケーション能力」という言葉自体が曖昧であり多義性がある。「他者と上手にコミュニケートするための知識や技術」、「言葉による意志疎通の能力」、「相手の気持ちを理解する能力」、「信頼関係を築く能力」、「ソーシャル・スキル」、「折衝や説得をする能力」、「自己表現能力」など、文脈に応じてさまざまな意味で使われている。

人工知能のパイオニア、Minsky は大著"The Emotion Machine"[1]の中で、「感情」「意識」「理解」「自己」「共感」などの心的活動に関わる多義性のある曖昧な言葉を「スーツケースワード」と名付けた。スーツケースはいろいろなものを詰め込むことのできる旅行かばんのことであり、単語自体は便利な容器としての役割を担っているに過ぎない。例えば、「意識」という言葉は、医療分野では「意識レベル」についての定義があるが、さまざまな文脈で複数の異なる心的状態を表現できる便利な「スーツケースワード」であり、10種類以上の異なる心的活動を一括りして《意識》と呼んでいる。多くの思想家や学者による定義や議論は本質的ではないと言える。

人工知能の研究は、言葉による心的活動の「定義」や「説明」を超えて、コンピュータを活用して人工的知能の「設計」や「ソフトウエア開発（プログラミング）」ができるのが特徴である。本稿では、コミュニケーションの情報学的モデルについて述べ、「常識」「感情」「意識」「自己」について説明し、人間中心の人工知能学の視点から、医療現場で重要な「共感する能力」の獲得について検討する。

2. コミュニケーションと理解のモデル

ヒューマンインタフェースとは、人間中心の視点でコンピューティングパワーを活用して価値を創造する研究分野である。**図1**は、人間とシステム（子ども／認知症の人）のコミュニケーションモデルを図示したものである。コミュニケーションを取るときに、相手が考えていることを考慮することが大切である。人間がシステム（相手）と対話する場合、人間はシステムの概念モデル（特徴や性質）を考慮し、一方、システムは対話する相手のユーザーの概念モデル（特徴や性格）を参考にして対話を進行する。親と子どもとの対話、医療従事者・介護者と患者・認知症の人との対話も同様である。いずれも、相手の個性を十分知った上で、意図・感情・状況を的確に理解できれば、お互いが心地良い状態で円滑にコミュニケートできる。

経営学者の Drucker は「情報は、聞き手（受け手）が話し手の意図やメッセージの内容を理解して、初めて価値が生まれる」と述べている[2,3]。コミュニケーションを成立させるためには、「受け手の言葉を使い、受け手の知識・経験に基づいた言葉を使う必要が

ある」と指摘し、さらに、「受け手が何を期待しているのかを知り、その原因を知る必要がある」と述べている。図2は情報理論に基づくコミュニケーションと理解・生成のモデルを示している。マルチモーダルとは複数の感覚器に関わる情報を並行して伝送する「通信モデル」を示す。また、情報の「理解」とは、例えば、音声信号を自然言語や意味・意図・状況など高次の記号や構造への情報圧縮（情報量を減らす）プロセスと考えることができる。「生成」とは、逆に、情報量を増やすプロセスと考えることができる。コミュニケーション能力を高めるためには、情報の理解と生成を高度化する必要があり、そのために知識や常識の充実化が不可欠である。

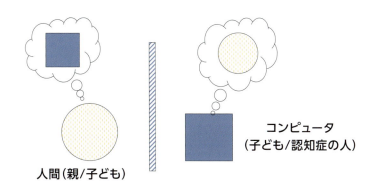

図1 コミュニケーションのモデル。相手の性質・特徴や情動/感情を考慮。

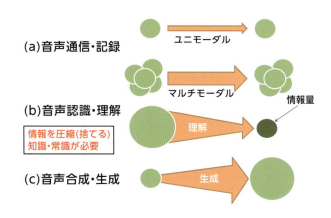

図2 コミュニケーションの理解とは情報圧縮

3. コモンセンスの獲得が大切

　最近、ディープラーニング、ビッグデータ、音声認識ロボットなどの人工知能技術の目覚しい進歩がマスコミを賑わしているが、著者はAI研究としての魅力を感じない。人間の（自然）知能の複雑さを重視した60年前のAI研究の根源的テーマである常識（コモンセンス）の研究が抜け落ちているからである。MinskyはAI技術を社会に浸透させるためには、下記のように、脳・心・社会を包括的に捉えることが必要であると述べている[4]。

・脳は多くの互いに接続されたプロセスを包含している。
・心は多くの脳内のプロセスが相互作用するときの現象である。
・社会は多くの心が相互作用するときの現象である。

　人間の心の状態や思考の働きは物理学のシンプルな法則のようには説明できない。脳は数百もの構造の異なる部位から構成され、各部位が別々の働きをしながら進化してきたからである。Minskyは、"The Society of Mind"（『心の社会』[5]）の中で、心が《エージェント（思考素）》と呼ぶ小さな心的プロセスで構成されているとの理論を提示した。それから20年後、"The Emotion Machine"（EM：『ミンスキー博士の脳の探検』[1]）では、人間の目標や価値観と関連する高次の思考や内省的な思考に焦点を当てた多数の理論を提示した。

　EMでは、"Thinking about thinking"（考えることについて考えること）について、50年間の成果が盛り込まれており、「共感する能力」や「共感的理解」についての知恵の宝庫である。

　Minskyは、「私たちは科学者や芸術家に敬意をはらうが、私たち自身が日常生活で膨大なコモンセンス（常識）を使って、臨機応変に考え行動していることの偉大さに気付いていない」と指摘している[4]。最近はAIブームで、音声認識ロボットやディープラーニング等が脚光を浴びているが、いまだに自ら考えて行動するロボットは実現されていない。「一般人にとって困難と思うような問題はコンピュータには簡単であり、簡単そうに思える常識的な問題の解決は困難」である。現状のロボットや将棋や囲碁の人工知能ソフトウエアは、特定の困難な問題を解決する能力は高いが、多面的な能力はない。なぜなら、専門家はたかだか数千程度の特定分の知識やスキルを身に付けるだけで仕事ができるのに対して、人間の4歳の子どもの常識的能力は、何百万という知識やスキルの断片を学習し組織化することにより、初めて身に付くからである。さらに、子どもはこれらの知識を、「いつ」、「どのように」使うかという高次の知識（知識の知識）や社会性までもコモンセンス知識として学習するのである。「共感する能力」のあるロボットの実現を考えると、「大人の自己」や社会性までを包含するコモンセンス知識と、その利用法に関する計算モデル（仕組み）の開発が必要なことが見えてくる。

4. 感情と痛み

「感情」は「喜怒哀楽」ではなく、《思考路》であり、《怒り》、《痛み》、《喜び》には下記の働きがある[1]。

- ・《怒り》は主にネガティブであり、多くのゆっくりした処理を止める。
- ・《怒り》は目標と長期計画について考えるスイッチをオフにする。
- ・《痛み》は痛みを取り除く以外の目標を抑制する。
- ・《喜び》は、その状態を続けるという目標以外を停止させる。

「感情」の各種の状態は、図3に示すように、ある思考素群のスイッチをオンにすると同時に別のある思考素群のスイッチをオフにする。図中の丸は思考素を表している。人間は成長するにつれて、「共感する能力」に関わる特定の思考素群を活性化させる《思考路》を発達させる。困難な問題に直面したときには、それまでとは違う《思考路》のスイッチを入れ、問題を細分化したり、類似した例を探したり、記憶をたどって解決法を見つけ出してくれる思考素群を選択するのである。

急増する認知症の人の対策が社会問題になっている、認知症になり、記憶や判断などの認知機能が低下すると、自己が喪失していくことに気付き、苦しみが増す。以下に「苦痛」の状況が列挙されている。

- ・動けなくなることへの苦悶
- ・考えられなくなることへの憤り
- ・家族や友人のお荷物になることの恥ずかしさ
- ・まともでないと思われることのくやしさ

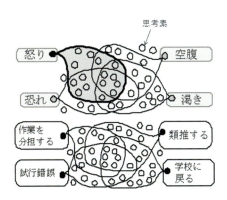

図3 感情的な思考路・思考素

上記の苦痛に関わる種々の状況は、認知症の人の症状と類似しているので、認知症の人の複雑な孤独感や自己喪失感を理解し、「共感する能力」を深化させるのに役立つと思われる。

5. 6階層思考モデル

図4 にコモンセンス思考の基本となる、Critic-Selector（批評家－選択家）モデルを示す[1)]。

要領の良い人は、抱えている問題の種類を分析し、経験やコモンセンス知識を用いて思考方法を選択し、素早く解決法を導き出す。その一方で、要領の悪い人は、頭の中に批評家が大勢いて、それらの細かな意見を多数聞いてしまい、判断が遅くなる。どちらが良いとは一概に言えないが、コモンセンス知識と推論方法の獲得に伴って、人間の思考能力は深化成長する。

図5 は6階層の常識思考モデルを示す。もっとも低次の層は、私たちの生得的で普遍的な本能に該当する。最上位層は、私たちが後天的に獲得する倫理や価値観に相当する部分を含んでいる。中間の層は、さまざまな問題や矛盾、目標達成に使われる層であり、こ

「要領の良い人」、「良くない人」の思考モデル

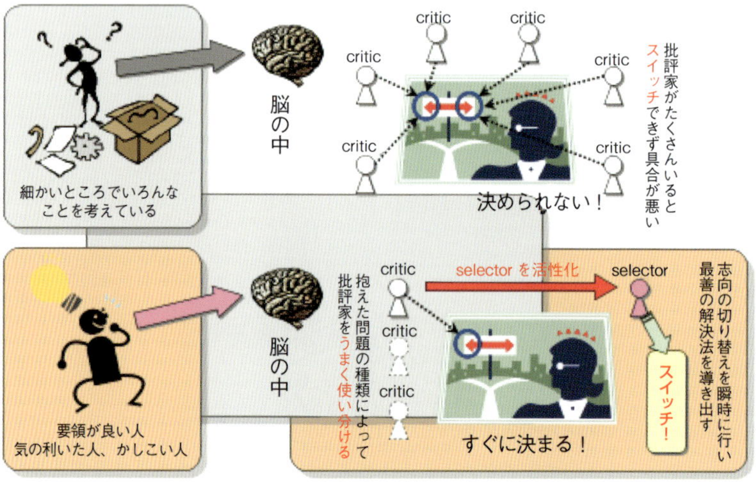

図4　批評家－選択家モデル

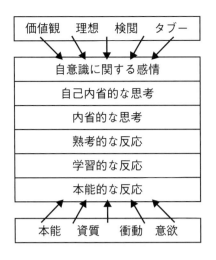

図5 6階層思考モデル

こで常識思考の大半は行われる。

　幼児期は下位の本能、資質、衝動、意欲により行動や思考が左右され、成長するにつれて自我が生まれ、成人になると、上位の価値観、理想、検閲、タブーという思想や倫理観が複雑に絡み合って、思考や行動に影響を与える。医療関係者の「共感する能力」の獲得を考える際に役に立つ人工知能学的なモデルである。

6. 愛着学習と高次の心的スキル獲得

　強化学習の理論では、成功した時の"ポジティブ"な気持ちで新しい行動方法を学び、失敗した時の"ネガティブ"な気持ちで行動しない方法を学ぶとされている。しかし、このような強化学習では人間の学習プロセスを説明できない。「成功よりも失敗することで自分の考えを深められる」ことがよくあるからである。

　人間以外のほとんどの動物では、子どもの持つ愛着が身の安全の確保に有用なことが分かっている（**図6**）。人間の場合は、他の動物と違う効果がある。子どもは自身のインプリマ（愛着を持つようになった人）に褒められると誇りを感じ、その誇りは、「目標を高める」効果がある。「インプリマ」が褒め称えると（あるいは非難すると）、偶然に取り組んでいた何らかの目標は道徳的価値のあるもの（あるいは恥ずべきもの）へと格付けが変わる。子どもは食べ物、快適さ、身の安全を確保してもらい、成長していく。この「誇り」や「恥」という気持ちが、人間固有の価値観や目標を形成する上で特別な役割を果たすのである。

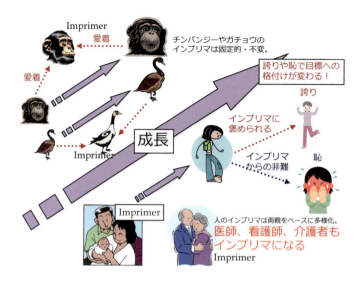

図6 愛着と目標

「共感する能力」はスーツケースワードなので、医療現場で、「何を目指すのか」、「なぜ必要なのか」「どのように獲得するのか」について、関係者で議論して共有することが必要である。目標、価値観、倫理観、信念を明確化することで、各個人の思考や行動に一貫性が生まれる。その上で、医療現場で試行錯誤とメンタリングを繰り返すことで、高次の複雑な心的スキルとコミュニケーション技術の高度化が可能となる。

EM9章では、問題解決が困難な時に、他の誰の助けが無い状況に遭遇する時、「決断を下すのは自己（私・自分自身）」と明快な説明がなされている。メンターや社会からの適切な評価や称賛は、「共感する能力」など高次の心的スキルの獲得や自己の形成に大きな影響を与えているのである。

まとめ

コモンセンスの観点から共感する能力の獲得について論考した。人工知能の研究は①人間の知能に類似した「マシンインテリジェンス」の実現と、②人間の複雑な知能（ナチュラルインテリジェンス）の「思考プロセスの計算モデル構築」を研究対象としている。人工知能技術を利用した「共感する能力」の向上には、医療関係者の参画と、②思考プロセスのモデル設計の作業が必要であり、その際にMinskyのコモンセンス関連の数々の理論が重要な役割を演じると考えられる。

筆者らは、「認知症の人の情動理解基盤技術開発とコミュニケーション支援への応用」という研究プロジェクトを進めている。その一環で認知症ケア技法「ユマニチュード

(Humanitude)」の介護現場での導入と実践データの蓄積が進み、ケアスキルの習熟度が客観評価できるようになってきた[6, 7]。「認知症の人でも、自分が人間であると他者から認識されていることを認識する能力がある」と考え、「優しい眼差しで、優しく触れながらコミュニケートする」というのが、ユマニチュードの思想である[8]。インストラクターの指導の下で、「哲学と技術」を座学で学び、介護現場で認知症ケア技法を実践し、コミュニケーション映像をベースにした「振り返り（リフレクション）支援システム」を開発・運用することにより、認知症ケアに関して専門職のコミュニケーション・ケア技術の向上が促進できることを実証した。

「共感する能力」を向上させるためには、①複雑な脳と心・感情のメカニズムと、「共感的理解」と「介入コミュニケーション」技術を学ぶことができるコンテンツの開発、②メンタリングシステムの開発とインストラクターの養成、③専門職と家族・患者が参画する実践評価環境の構築が必要である。人工知能学と情報技術をフルに活用して、現場主義で分野横断の研究開発を進めたい。

■ 文献

1) Minsky M. 著．竹林洋一訳．ミンスキー博士の脳の探検．共立出版．2009.
2) Drucker P. F. Management. Tasks, Responsibilities, Practices. Harper & Row. 1973.
3) 竹林洋一．音声自由対話システム TOSBURG Ⅱ：ユーザ中心のマルチモーダルインタフェースの実現に向けて．電子情報通信学会論文誌 1994 Aug 25；J77-D-Ⅱ (8): 1417-28.
4) 竹林洋一．認知症の人の暮らしをアシストする人工知能技術．人工知能学会誌 2014 Spr 1；29（5）：515-23.
5) Minsky M. 著．安西祐一郎訳．心の社会．産業図書．1990.
6) 竹林洋一．「当たり前」あるいは「達人の技」の細部を分析する－認知症情報学によるユマニチュードの"見える化"－．訪問看護と介護 2015 Apr；20（4）：285-90.
7) AyeHninPwintAung, Ishikawa S, Sakane Y, Ito M, Honda M, Takebayashi Y. A. Visualization of Dementia Care Skills Based on Multimodal Communication Features. Proc. of the AAAI Spring Symposium 2016：Well-Being Computing：*AI Meets Health and Happiness Science* 2016 Mar 23：322-28.
8) イヴ・ジネスト，ロゼット・マレスコッティ著．本田美和子監修．「ユマニチュード」という革命，なぜ，このケアで認知症高齢者と心が通うのか．誠文堂新光社．2016 年 8 月．

Ⅲ章 5

人工知能時代だからこそ大切にしたい基本能力

岐阜大学名誉教授　兵庫医科大学客員教授　高橋優三

> **要　約**
>
> 　人間医師が行う医療技術は、共通の基本能力によって下支えされている。人工知能が人間の知的仕事を代替する時代に合わせて、この基本能力の教育的意義を、どのように捉え直すのかを考える。

はじめに

　医学部で習う内科、外科、小児科、産婦人科など、それぞれの領域に独自の内容（専門性）がある。それと同時に、各科に共通して含まれる基本能力がある（共通性）。科学的思考、医の心、社会性、などである。時代が変わっても、場所が変わっても、技術が変わっても、おそらくその必要性は不変であろう。しかし教育の立場から論じるなら、人工知能時代の到来で、さらに能力開発に力を入れねばならない能力もあれば、逆に、人工知能に助けてもらえるため、人間医師が自ら身に付けるための教育の必要性が薄れる能力もある。

　本稿では、人工知能の時代、基本能力についてどのように扱われるのか、考察する。

1. 科学的な思考を促進する医学教育

　医学部の教育は、過酷である。まず解剖学で覚えるべき人体各部の名称の数と複雑さは、驚異的。生化学で覚えるべき物質名と化学反応も、驚異的。生体反応を扱う生理学は、理論的であるので記憶科目ではなさそうであるが、実は理論の数が多すぎて、やはり記憶が

大切。病理学で学ぶ病気の名前と種類は半端ではない。薬理学で学ぶ薬の作用も半端ではない。微生物学で覚えるべき病原体の名前はラテン語で、初心者には意味不明。

「先輩、なぜ、こうなるんですか？」の問いに「お前な〜　難しいこと考えんと、丸覚えせぇ〜！　試験、通らんぞ」。先輩から後輩へ、現実直視の文化が継承される。

高年齢で医学部に入学してくる学生がいる。「予備校の講師をしていたが、受講生が医学部へ行くので、私も・・・」、「子育てが終わったので・・・」、「社畜が嫌になって・・・」。彼らは入学試験を突破できても、さすが記憶力だけは年齢的に限度がある。高学年になるほど、若い医学生について行くのが苦しくなる。

基礎医学が済むと、いよいよ臨床科だが、内科も外科も小児科も、とにかく、細かいことでも特殊なことでも、知らないと話にならないという雰囲気が漂っている。知っている人が偉い、という単純明確な基準だ。鑑別診断や臨床推論も、一見、思考問題風であるが、膨大な記憶力の持ち主には、記憶問題として乗り切れる。

結局、医学部専門課程の4〜5年間を、記憶、記憶、記憶で過ごすことになる。こうして秀才高校生の頭脳は記憶マシーン化する。数学、物理学で鍛えたはずの抽象思考能力は、見る影もなく衰退し、卒業時には記憶力だけで世の中を渡っていけるような錯覚に襲われる。しかも白衣を着れば「先生、先生」と持ち上げられるので、その錯覚と勘違いは本格的に固着してしまう。なお、その記憶マシーンの能力は、人工知能時代には、無用の長物となる。

「秀才を集めて鈍才にする」と揶揄される医学部の教育に危機感を持っている教員は多い。そして他の学部並みに思考能力を促進するような教育の導入が試みられている。PBL（Problem Based Learning）やTBL（Team Based Learning）、基礎統合実習（本文参照）、学部学生の研究室配属（全国の医学部で行われているが、特に愛媛大学では力を入れている）、兵庫医大のレベルアップ、藤田保健衛生大のアセンブリー、シミュレーション医学教育（最近、普及が進んだ）などが例である。兵庫医大の研究医養成コースの学生は、通常の受講や試験が免除され、研究室での研究に没頭することが認められている。医学生の中には、青天井と言うか、底無しと言うか、規格外れの逸材がいる。彼らを、美しいが小さくまとまった盆栽のように育てるのは惜し過ぎると感じている教員は多い。

医学部を6年間ではなく、医学部と医学研究科（大学院）を8〜9年間で学び、卒業と同時に医学士と医学博士の2つの学位を取得するMD-PhDコースを設置し、研究医を育てる試みが各地の医学部で始まっている。ドイツの医学部は、MD-PhDコースに相当する。

なお将来、研究医になる希望者を募って別枠の入試をする医学部も、現在、日本各地に出現している。凡人が思いつかない新規分野を開拓してくれる人がいないと、人工知能に完敗してしまう。

2. 機に臨んで判断する能力を養う医学教育

　医療の世界は、想定内のことも起こるし、想定外のことも起こる。医師は半閉鎖的環境の中での判断が求められる。必要な情報は、時間経過と共に追加供給される。医師は、その時点での最善の判断を迫られる。しかも判断が正しかった時に得られる利益と、間違った時の損害を天秤にかけて判断するという価値観も入り込む。

　このように医療の現場での判断は、難易度が高い。これに人工知能が入り込むと、多くの情報からエッセンスを抜き出して、重要性と頻度を勘案した選択肢を示してくれて、医師の思考がオーバーフローしないように（単純ミスをしないように）手助けしてくれるであろう。しかし判断や決断を全面的に人工知能に任せるのは、まだまだ先の時代である。当面は、人間医師の判断能力の育成に重点を置かねばならない。当面どころか、判断能力の育成は、どのような価値観に基づいて判断（決断）するのかに関係するので、永遠の教育課題のはずである。

　医学部の教育が、従来の知識偏重から、思考能力、判断能力の育成に力を入れつつあることは確かである。医師国家試験も、かつては知識を問う問題が多かったが、最近は思考が試される設問が多くなっている。

　学部教育で判断能力育成に重点を置けるのは、クリニカル・クラークシップ型実習の臨床推論とシミュレーション医学教育であろう。いずれも学生に判断の機会を与えるのが主旨である。初心者による最初の判断・・・途方もない時間がかかり、その皺寄せで膨大な医学内容の扱いに必要な時間が払底してしまう。医学部の教員は気が短いのか、問題に対して手っ取り早く知識供与で一段落させ、次のステップに進みたがる。一人ひとりが独立して判断を下せる人材に育てるのは、決して易しいことではない。

3. 周辺科学の造詣を深める医学教育

　医学は応用科学である。生物学、化学、物理学、電子工学、材料工学、情報工学、法律、あらゆる周辺科学を取り込んで成立している。医学生が学部在学中にこれらを正式科目として学習する機会は、限定的である。

　時代の変化に合わせた医学／医療を打ち立てるためにも周辺科学の取り込みの重要性はますます増大する。しかし人工知能は、医師が周辺科学を利用するのを劇的に助けるし、また他分野の研究者がその成果を医学へ応用するのが容易になると予想される。その結果、医学生が周辺科学の習得に割くべき努力は、今より軽減されるかもしれない。

4. メディカル・プロフェッショナリズム（医道）を涵養する医学教育

　職業人に相応しい態度、心構えというものがある。いわゆるプロフェッショナリズムであるが、それを抽象的に言うのは簡単であるが、具体的に、明確に言葉で表現するのは難しい。人によって言うことも異なる。しかし、極めて重要である。したがって医学の分野でも臨床医、研究医、いずれであっても、どうしてもこれを学生に伝えておかねばならない。

　プロフェッショナリズムの具体的内容も次世代への伝え方も不確定なので、結局、各大学で微妙に異なるプロフェッショナリズムが受け継がれる。校風や伝統と言う言葉で表現されるかもしれない。

　各大学のプロフェッショナリズムを推察する方法は、それぞれの大学のポリシー（建学、教育、入試など）をインターネットで調べることである。その謳う内容は10年や20年で色あせるものではない。数ある中で注目しておきたいのは、至誠一貫（真心をもって何事にも立ち向かう）を建学の精神にした昭和大学医学部である。昭和3年の建学以来、すでに1世紀が目前であるが、この患者を第一にする考えは、人工知能の世の中になっても通用する。

　研究者の行動を規定するものとして、各種法律や、学会の指針、学内の倫理委員会による内規などがある。患者の権利、動物愛護、安全な環境への配慮、などが課題である。さらに人間が生命を制御できる生命科学技術を手に入れたため、想定外の、例えば神への挑戦とも怖れられる研究（検索：サイボーグ人間の制作、受精卵のゲノム編集）が現実味を帯びているため、これらを規制する意味もある。このような法律、指針、内規は、その時々の科学技術や社会的状況により見直され、大きく変化する。

　メディカル・プロフェッショナリズムの伝え方として、講義室に学生を集め、講義で学生に説明する試みがある。これは有効であるが、限界もある。知っていることと、行動することは別物であるからだ。現在の医学部での考え方は、教員が学生に医学の実質的な内容を教える過程で同時に、プロフェッショナリズムを伝えてしまう、いわゆる hidden curriculum である。人と接して、時間を共有して、作業を通して、人が人の鋳型になって伝える。そのためには、医学部の教員として次世代の手本になるような人材を引き留めておきたい。

　前述の如く、メディカル・プロフェッショナリズムの表現型は多様であり、各教員によって異なる。しかし、"しっかりした"プロフェッショナリズム形成のためには重要な共通因子が深層にあるのではないか、と考えて、それに注目できる。例えば、向上心、当事者意識、empathy（共感）、grip（こだわり）などが候補である。これらの概念を念頭に学生が自らを内省し、自らの中にある芽を育成する場の提供に腐心する教員もいる。

　難しい理屈はさて置き、「よいことも悪いことも、知らないうちに伝わってしまうものだ～」も実感的である。

5. 人の気持ちを理解できる医師を育てる医学教育

　この表題に驚く人は、多いであろう。逆読みするなら、人の気持ちを理解しない医師がいることを意味するからだ。医師と患者が医学知識で対等になる人工知能の時代、医師が患者の気持ちを理解しないで医療をすることは、まったくあり得ない話である。

　なぜ他人の気持ちを理解できないのか、さまざまである。いくら矯正しても無理という状況の学生が極少数ながらいる。天真爛漫に育ちすぎて、弱い立場の人の気持ちを推し量る能力の発達が遅れていただけの学生もいる。後者の学生の成長を助けたり、また学生一般が、他人の気持ち理解能力に磨きをかけられるように、医学教育の工夫がなされている。例えば模擬診察は、医学生が模擬患者を模擬診察して、その様子／経過を教員、学生、模擬患者の間で討論する場である。模擬患者は患者としての気持ちを正直に学生に伝えることができ、学生はしばしば、自分と模擬患者との認識の差に驚く。教員は、この一連の過程を通して、患者の気持ちに配慮する思考過程を示唆する。

　このように具体例を通して一般通則に触れる教育方法は、今後、さらに普及する。

6. チームワークが得意の医師を育てる医学教育

　人工知能の助けを借りた秀才が、たった一人で驚くべき医学研究をしてしまうことは容易に想像できる。人工知能時代とは、そのような時代である。しかし、患者の医療に関して言うなら、御一人様プレーは、あり得ない。本文でも言及されているように、これからは多職種とのチームワークの時代であり、これに活路を見出さないと医師の存在価値は失われる。

　立場が異なる人々の集団の統率能力について、本文で詳説されている。コーチングやチームコーチングの能力開発は、伝統的な解剖学や生理学、内科、外科と並んで重要な位置を占めるであろう。これも人工知能の利用によって生み出される時間的余裕の振り向け先の候補である。

　今現在の状況に言及するなら、正式カリキュラムで医学生がチームリーダーとして十分な訓練を受ける機会は乏しい。雰囲気が良い職場の医師に聞いてみると「学生時代、○○部のキャプテンの時に開眼しました。ワッハッハー」。つまり役に立ったのは、課外活動である。

7. 国際化と医学教育

　大学の国際化が叫ばれて久しい。国際化、もっともらしい。誰も反対しにくいが、何をもって国際化と呼ぶのか、不明のままである。単に英語で授業を行う程度の意味かもしれ

ないし、異文化理解／交流かもしれない。

　医学部の場合、外国で医療活動や研究ができる人材を育てるのも、幅広い国際化の一部を成すであろう。今現在、上記のことができる医師が多数存在するが、それは医学部が組織立って育てた結果と言うよりも、むしろ当人たちの個人的な才覚や努力に負うところが大きい。今の正式医学教育カリキュラムの中で、"国際的"に活躍できる人材育成の時間を取るのは、限定的である。

　今後、人工知能の発達で医師としての学習内容が軽減された場合、余った時間の振り向け先のひとつは、この"国際的"に活躍できる能力育成のカリキュラムかもしれない。

Ⅲ章 6

ITは医師の時間的余裕を生み出せるか

神戸大学医学部附属病院 総合臨床教育センター助教　在間　梓

要　約

　健康・医療・介護分野においてIT化が推進され、医療の質の向上と医療システムの効率化、医療技術の発展等が国家的に目指された。確かに医療の膨大な情報を収集し多角的に分析・処理することが可能となり、副次的に単純ミスも防ぎ、医療安全上も大きな恩恵があったが、良いことづくめだったのか？　留意点として著者は、IT化は両刃の剣的であり、ITを使うコンピュータ・リテラシーよりも得られたさまざまな情報を生かす情報リテラシー（管理、理解、評価）の習得が望ましく、また出来上がったITシステム自身の欠陥（考慮すべき要素の"見落とし"）を俯瞰的視点で再チェックできる能力を指摘する。このためにもITに落とし込まれた情報だけではなく、『現場』『現物』『現実』に立ち返るような現場意識を持つ教育が求められる。

　次々と新規開拓されるITに振り回され、時間に追い立てられるのではなく、IT化で得られた時間的・精神的余裕は、人間の多様性を重んじた医療本来の"人を癒す"ことへ向けるよう、教育現場が意識を持つ必要がある。

---

1. 医療へのIT化の波

1）国の動き

　IT（Information Technology：情報通信技術）の発展は目覚ましく、それは医療分野においてもその影響は非常に大きい。まず国全体の動向に目を向けると、2000年に内閣総理大臣を本部長とするIT基本戦略本部が設置され、厚生労働省で2001年に「保険医

療分野の情報化にむけてのグランドデザイン」が策定されたのが政策としてのIT化のスタートである。そこから10余年、より具体的方策として2013年の「世界最先端IT国家創造宣言」の閣議決定を踏まえ、2014年に厚生労働省で「健康・医療・介護分野におけるICT化の推進について」が発表されている。そこで期待されることは、医療の質の向上と医療システムの効率化、医療技術の発展等である。確かにIT化により膨大な情報を収集し、多角的に分析・処理することが可能となった。うっかり見落とし、のような単純ミスも防ぐことができ、医療安全上も受けた恩恵は大きい。

一方、実際の医師はIT化によって恩恵を得たのだろうか。情報処理にかかっていた従来の時間は大幅に短縮され、"時間的余裕"を得たはずであるが、膨大な量の情報が時間を四六時中飛び込んでくる、迅速な対応を求められる・・・など、時間だけではなく、精神的余裕までもどんどん失っているように感じる方も多いのではないだろうか。IT化で生み出されたはずの時間は瞬く間に次なる情報によって埋められ、処置をしてもまた飛び込んでくる、そのような繰り返しで医師自身の心身は疲弊していっているのではないか。

2) 主体は技術から人間へ

国をあげてのIT化推進が加速する昨今、前述の方策名にもあるように"IT"は近年、"ICT"（Information and Communication Technology）へ表現を変えた。情報＜Information＞を適切に**伝達＜Communication＞するための**技術＜Technology＞という、ITの本来持つべき、本来の役割が強調されてきたのである。技術の向上にばかり注目され、"それを使う人間こそが主体である"という、知らず知らず置き去りにしてしまっていた原点への回帰。また同時にずいぶん進化した情報社会の中で、人間としての新たな力を問われる時代となってきた。そのような時代に医師は医師として、また一人の人間としてよりよく生きていくためにはどのような教育が必要なのだろうか。

2. ITで時間的余裕を生み出すために教育ができること

1) 情報リテラシーの涵養〜情報を使い、考え、伝える力〜

"時代の変化とともに、我々自身が変化しなければならない。読み書きと掛け算に毛の生えた程度の最低限のコンピュータ・リテラシーから、情報を使ってものごとをなしとげるという情報リテラシーの域に達しなければならない。それは面白く価値のある挑戦である。"

経営学者ピーター・F・ドラッカー氏の『ネクスト・ソサエティ』（上田惇生訳、ダイヤモンド社刊、2002年）に収録されている「コンピュータ・リテラシーから情報リテラ

シーへ」という論文の一節である。我々が習得すべきはコンピュータの使い方ではなく、ITで得られたさまざまな情報を如何に使用し、管理し、理解し、評価するか、という能力、情報リテラシーを身につけるべきかということである。

学校教育においてこの情報リテラシー教育への注目は高まっている。2006年に総務省より小学校高学年から高校生を対象にした総合的なICTメディアリテラシーを育成するプログラムが発表され、大学生に対しても、2007年に文部科学省が提示した学士課程教育の目標である『学士力』の中に情報リテラシーが含まれている。

医学教育においては近年、学習者の能動的学習としてProblem-Based Learning（問題基盤型学習。以下PBL）やTeam-Based Learning（チーム基盤型学習。以下TBL）という教育手法が注目され、今やほとんどの医学部・医科大学で導入されている。これらは従来型の大講義室における講師側からの一方向性講義と異なり、講師が学習者に質問を投げかけて回答をうながすような双方向型講義法や、個人またはチームで現実、もしくは現実をシミュレーションして学習者自身が問題の解決に取り組むものである。医学的な知識と目の前の患者情報や問題に基づき、論理的推論や判断力を必要とされる医療現場で働くためには軸となる能力だ。非常に重要な教育である。PBLやTBLは、患者情報を基に医学的知識を使って病態と適切な治療を考え、その結果を学習者と講師へ伝える、まさに情報リテラシー教育である。医療現場ではもちろんであるが、ITとの適切な関わりにおいてもその概念は基礎となるものであり、今後ますますの充実と発展が期待される。

3. ITの恐ろしい落とし穴 "見落とし" を防ぐために

1）自分の視点を確認する俯瞰的視点を持つ

IT化が進んでいく中で、我々が常に気を付けなければならないことがある。"見落とし"だ。これは人間を対象とする医療の発展において致命傷になる可能性をはらんでいる。

ITはものごとをシステム化することで情報処理を効率的に行う。優れたシステムを作成しておけば、情報収集の不足も気付くことができるし、情報の重要度の提示もある程度可能となる。治療方法の可能性も示され、"見落とし"を防ぐ安全装置としても重要な働きを果たす。これらは医師の時間的余裕を生み、精神的にも余裕を生み出している。

しかし、そこに潜む危険も "見落とし" だ。システムとは型を作ることであるから、この型を作った時点で型にはめられなかった情報や、必要と見なされずに振り落された情報は、そのシステムが作動する環境においては存在していないことになってしまうからである。まだまだ未知なる存在である人間の体や心を対象とする医療において、すべて網羅されたシステムを形成することは不可能である。だからこそ医療におけるシステムは、作成されたシステムに対して常に見直す姿勢が非常に重要である。

システムを作る段階では『何のためにシステムが必要か』『何のためにこのシステムを作るか』という目的から始まるが、システムが確立されたのちにそのシステムに出会った場合には『如何にシステムを使うか』『システムで何ができるか』に視点が集中してしまうこととなる。無限の可能性を持つ人間が対象である医療におけるその見落としは、医療の発展を遅らせるどころか誤った方向へ導いてしまう非常に危険な落とし穴である。自分が扱っているシステムが何の目的で作られ、全体のどこを扱い、全体にどう作用しているのか。そのような俯瞰的視野を持つことが大切である。

2) 現場にかえり立つ

　俯瞰的視野を持つためにもっとも効果的なことは何だろうか。それは現場にかえり立つことと筆者は考える。現場では情報に息が吹き戻され、その情報が全体像の中で位置している場所を確認できるのである。

　『三現主義』という経営用語がある。『三現』とは『現場』『現物』『現実』。机上の空論ではなく、実際に『現場』に赴き、『現物』を確認し、『現実』を認識した上で問題解決を図らなければならないという考え方である。データ化された情報は現実を反映しているとは限らない。人間の多様性や未知なる可能性に視野を広げること、システムに落とし込まれた情報で判断せず、常に『三現』に立ち返る現場意識を持てるよう、教育を行う必要がある。先述のPBLやTBLでも如何に現場を意識するか。その意識で得られるものは大きく変わる。

4. ITで多様性へ対応

IT活用で個別化医療へ

　一般的にシステム化は、多様性を有する事象にはその適応が困難であるとみなされている。しかし一部のIT医療ベンチャーにおいてはITを活用して個々人に最適な予防法や治療方法を行う個別化医療が実現されつつある。大きな個体差の存在する人間をまるごと扱う医療は、本来は個別化されるべきであるが、その個体差は多彩すぎてとても対応できず、患者中心というよりは疾患中心となってしまう現実があった。しかし膨大な情報を短時間で処理できるITの適切な活用は個別化医療の実践を支えるのではないか。そしてより適切で無駄のない医療は医療費の削減にも寄与できる。国民のニーズも高まっており、今後もさらなる発展が楽しみな分野である。

5. ITで時間的余裕を手にした医師は

人を癒す

　「病院で診察室に入っても医師は患者と一度も目線を合わさず、電子カルテばかり見ている」という光景は、医師の診療態度への批判としてしばしば表現される。その状況はもちろん医師個人のプロフェッショナリズムの問題であるが、IT化による電子カルテ上に提示される膨大な情報量が作り出している側面もある。医師としてのプロフェッショナリズムは何時でも最優先されるべきものだが、時間的・精神的余裕が無い中では不本意ながらも実践しきれない現状がある。医師のプロフェッショナリズムとは、医師の本分である"人を癒す"ことに、徹底的に真摯に向き合う姿勢である。ITとの適切なかかわり～情報リテラシーの習得～で時間的・精神的余裕を手にできる近未来は、医師としての原点へ立ち返り、医師も患者も社会もより暖かく幸せになるチャンスである。

　元来、医療は極めて個別化されたものだった。IT化で診断や治療は目覚ましい発展を遂げたが、それに伴うシステム化によって医療の焦点はその診断法や治療法が如何に多くの人を対象にできるか、に向けられることが多くなってしまった。それはもちろん大切なことであるが、真に癒す作業は個別でなければならない。これからのIT化で人のより幅広い範囲を扱うことができるようになれば、より個別に対応できるようになれば、数段深くなった個別化医療の実践が可能になるのではないだろうか。生み出された時間的・精神的余裕は、人間の壮大な多様性へ向き合うエネルギーとなることを願う。

　また目覚ましい進歩を続けている技術革新を活用し、研究分野においても臨床分野でもより高度でさまざまな専門家が出現して医療の可能性を拡大している。また、IT化により患者情報が医療者間のみならず、医療者と患者、医療と地域など、多面的に即時性を持って共有が可能となり、どことなく閉鎖的だったとも言える医療の風通しがよくなってきている。社会から医療への期待も、高度医療といったより先進的なものから、未病や生活など身近なものまで、非常に幅広い。その変遷の中で、医師の生き方もますます多様になってきている。

　医師としての生き方にすべて共通する"人を癒す"本分。それを果たすにはどうすればよいか。患者、現場に接することである。現場は多様で未知なるものばかりであるが、その中に身を置き、現場の声に謙虚に耳を傾け、ただ率直に動く。そうすればすべきことは自ずと見えてくる。患者と医療者、医療者と医療者、医療者と社会、それぞれが時間と場所を共有すること。まさに『三現主義』。医療者教育の視野の中心は常に現場がなくてはならない。IT化の波の向こうに、暖かい医療の原点が放つ光が見え隠れしている。若い力をその暖かい光へ導く教育の担う役割は大きい。

Ⅳ章

医師を育てる医学教育

Ⅳ章 1

基礎統合実習の意義：医療用コンピュータ時代への対応

藤田保健衛生大学医学部 生理化学教授　中島　昭

> **要　約**
>
> 　人工知能が鑑別診断や薬の処方を担う時代が到来した時に、医師に求められる本質的な能力は何か・・・。医学教育の大きな関心事であるが、この能力が従来の医学部に於ける講義で涵養されるとは期待しにくく、筆者らは PBL テュートリアルの実習版と言える基礎統合実習で学生が自らその能力を開発することを期待している。基礎統合実習とは、学問体系に基づく実習ではなく、人間の体全体をひとつの反応系として捉えて行う実習である。具体的には、シナリオ提示⇒グループ討論⇒実験計画を、自主立案⇒実験⇒途中討論⇔実験再開⇒発表の手順で行う。これを通して"学生が獲得できるもっとも重要な能力"のひとつが「クリティカル・シンキング」の能力（批判的検討能力）であり、その他「自己学習能力」、「問題解決能力」、「グループダイナミクスのスキル」、「基礎医学系科目の統合的な理解」などが挙げられる。本章では、過去 11 回の開催経験を踏まえて基礎統合実習の詳細と医学教育的意義を記載する。

はじめに

　実験を食い入るように見つめる学生、黙々と実験準備をする学生、実験データをボードに書き出して今後の課題について熱心に討論する学生、これらの写真は基礎統合実習の一光景である。自分が立ち向かうべき課題を自ら考え、問題解決を試みる学生の姿を捉えている。科目毎に行われている従来型の基礎医学の学生実習ではなかなか見ることができない光景だ。

　私にとっては今ではもう当たり前になってしまった学生の様子だが、10 年前は驚きの

連続だった。もしかして、膨大な情報を消化するために知識に偏重した医学教育が学生のやる気をなくして、学生を潰してしまうのではないかと、以来危惧するようになった。

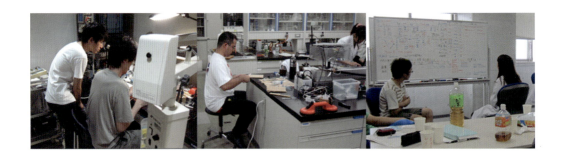

将来、どのような変化が医療現場にもたらされるのであろうか。想像することは簡単ではないが、少なくとも人工知能が登場して鑑別診断や薬の処方を行うことが想定されている。その時、医師に求められる本質的な能力は何か・・・。「自分が立ち向かうべき課題を自ら考えて問題を解決する能力」が重要視される時代が必ず到来するものと、私は考えている。

1. 基礎統合実習の概要

　基礎統合実習を、近畿大学医学部名誉教授の松尾理氏、兵庫医科大学客員教授で岐阜大学名誉教授の高橋優三氏、岐阜大学医学部教授の森田啓之氏と筆者が中心になり、全国の医学生を集めて毎年8月の夏休みに、岐阜大学医学部生理学教室で開催している（森田研究室の安部力氏、小畑孝二氏も指導者として参加）。2016年ですでに12回が開催されたことになるが、"学生に考える力を養う機会を提供したい"という教員としての強いモチベーションがこの継続に繋がっている大きな理由である。

　将来、「コンピュータの進化が原因となる医療現場の変化に対応するための学部教育」が求められることが予想される。この対応策としての基礎統合実習の可能性という点から、第1回から本実習に参加している教員として意見を述べさせていただく。もちろん、コンピュータの進化のスピードによって医療現場への影響は異なり、基礎統合実習への参加によって得られる能力が将来の医療現場で役立つかどうかは、その進化のスピードに大きく依存している。筆者が考える基礎統合実習の可能性については、「せいぜい10〜20年先のコンピュータの進化途中の、ある段階において」という前提に立っている。

　基礎統合実習はPBLチュートリアルの実習版であり、進め方には多くの共通点がある。シナリオ提示に続いてグループ討論に入り、そのシナリオを検証するために実験計画を立案し、その後、実験に入る。実験計画は学生自ら決めることになっていて、教員は計画さ

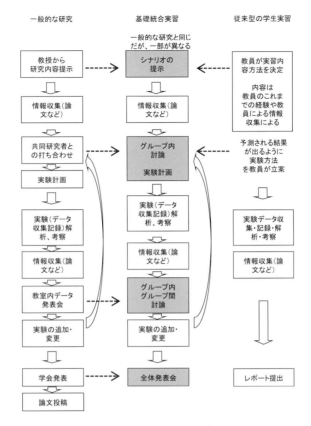

図 1 基礎統合実習の一連の流れ

自ら実験計画を立て、実験計画をグループ内で繰り返し討論する点が従来型実習とは異なる。
1グループ6～7名で行う。

れた実験が明らかに実施不可能な場合や、危険を伴うことが予想される場合にのみ意見を述べて再考を促す。一定以上の基礎医学の知識を持ち、「従来型の実習」を経験している2年生以降が基礎統合実習の対象者として望ましいと考えている。

　基礎統合実習の流れは、研究者が医学研究を行う際の問題解決の方法に極めて近いものとなっている（**図1**）。ただし、医学部で一般的に行われている研究室配属での研究とは異なり、実験内容がその研究室の従来の目標や研究内容に限定されてしまうことはない。最初にシナリオが提示され、シナリオを読んで「問い」を立て、「自分たちの主張」と「仮説」を基にして「調査と実験」を行う。"わからないことを知りたい" という知的好奇心が始まりとなり、自ら立案した実験計画に基づいて実験が実施される点は医学研究の進め方と同じである。

　一方、従来型の実習では「問い」、「主張」、「仮説」および「実験方法」が教員によって決められているため、学生は実習書に記載されている方法に従って実験を正確に行うこと

が要求されている。すなわち、従来型の実習では実験結果を考察する点に重点が置かれているが、基礎統合実習では実験計画を立案するところに重点が置かれている。この点が基礎統合実習と従来型の実習との最大の相違点となっている。

　このような手順で実施される基礎統合実習において、"学生が獲得できるもっとも重要な能力"のひとつが「クリティカル・シンキング」の能力（批判的検討能力）である。もちろんこれ以外にも、「自己学習能力」、「問題解決能力」、「グループダイナミクスのスキル」、「基礎医学系科目の統合的な理解」が"獲得できる重要な能力"として挙げられるが、将来の医療現場の変化という点からは、「クリティカル・シンキング」の能力を獲得できる点がもっとも重要な要素であると考えられる。なぜなら、必ず導入されるであろう"医療用診断コンピュータ"をどのように取り扱うかが医師の重要な能力になるように思えるからである（IBMは開発したクイズ解析用計算機"ワトソン"をクイズ大会で優勝させた。現在これを医療用に改良して診断用コンピュータである"ドクターワトソン"を開発中である）。

2. 医療用コンピュータへの対応

　「コンピュータの処理能力は指数関数的に上昇する」と、インテルの創業者のゴードン・ムーアがムーアの法則を1965年に提唱した。この50年を振り返ればコンピュータの進化は予想通りであったし、今後もそうなるであろうことは容易に想像できる。すなわち、アメリカのコンピュータ研究者レイ・カーツワイルの仮説、シンギュラリティ Singularity（特異点）が生じて、人間を超えるコンピュータ（絶対的な人工知能）が登場するかどうかにかかわらず、この先10～20年間にコンピュータの能力が飛躍的に進化することは間違いが無いと考えられていて、そのような世界では、医療現場でコンピュータを否が応でも使いこなしていかなければならない状況が生まれると思われる。

　その一例として、検査結果や身体診察の結果から診断と治療を行う診断コンピュータの使用を想像してみる。このコンピュータはあくまでも自己進化しない"絶対的な人工知能ではない"コンピュータであるとの前提であるが、このコンピュータは指数関数的に増加している最新の医学情報を基に構築されたものであり、1人の医師の記憶量を凌駕する能力を持つであろうと思われる。パターン認識に特に優れており、入力情報を基にして正確な判断をこなす。一方、パターンとは食い違う場合については正確な診断を出すことが困難であると思われる。

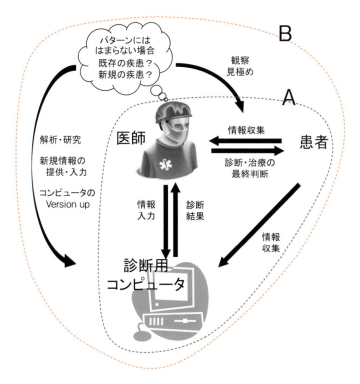

図2　医師と診断用コンピュータとの関係
コンピュータの結果を判断する能力が重要になると予想される。

3. 基礎統合実習で涵養できる能力

　診断用コンピュータの登場と使用を想定した場合、患者情報とコンピュータの仲介が医師の重要な仕事のひとつになることが予想される。このような将来の医療現場において良い医師とは何であろうか。

　図2で示すAの枠内で仕事をするのか、Bまで広げて注意を払うのかが医師に問われるようになると思われる。言い換えれば、医師が診断用コンピュータの結果を鵜呑みにするか、そうでないのかであると思われる。個体差によりコンピュータの診断パターンに当てはまらない患者や、知られていない未知の病気を持った患者が目の前に現れた時にどのように対応するのか。それらを誤差として無理やりパターンに当てはめて診断するのか、それとも新しい知見であると認識するのかである。

　このような状況下では、観察力と問題解決力が重要な能力として、現場の医師に試さるのではないであろうか。一見便利に思われる診断用コンピュータが登場しても、観察力と問題解決力があるリサーチマインドを持った医師でなければ間違った使い方（誤診）とな

る可能性があり、また新たな疾患の発見もままならないと思われる。

　基礎統合実習で獲得できる重要な能力は、「自己学習能力」、「問題解決能力」、「クリティカル・シンキングの能力（批判的検討能力）」、「グループダイナミクスのスキル」、「基礎医学系科目の統合的な理解」の5点が挙げられる。どれもが重要であるが、診断用コンピュータを考えた場合、「クリティカル・シンキングの能力」と「問題解決能力」の重要性が予想される。

　「クリティカル・シンキングの能力」の涵養は従来型の実習ではほぼ不可能だが、一方、基礎統合実習ではこれを得意としていることを強調しておかなければならない。

Ⅳ章 2 医師育成、基礎医学の立場から

東邦大学医学部 教育開発室　岡田 弥生

要 約

　医学の発達の伴い学生が学ぶべき内容が急激に増加し、さらに医科大学における国際認証制度（世界医学教育連盟〈WFME〉グローバルスタンダードの実施）などの影響で、現在の医学部では準備教育にかける時間が圧迫されている。しかも少子化、ゆとり教育、高校教育の変化などで入学者の学力低下があり、時代の変化に臨機応変に対応できる医師を育てる理想的な教育を、もう一度考え直す必要がある。

　医学では病気、身体の構造などを覚える文系的要素もあるが、記憶で解決するよりも数学的な能力で病態生理を考え、最適な治療や薬剤を選択する"理論的な考え方"が必要である。またクラブ活動などを通して養われる人とのコミュニケーション能力も必要である。医師とは生涯学び続ける職業であるため、仕事をしながら学び続ける方法や態度を学生時代に身につける必要がある。これら多様な学習を促進するために"やる気スイッチを入れる倫理教育"の実施が求められる。

　教員側について言うなら、"医学教育はこうである"式の固定概念を捨て、上記のような医学教育事情の変化に柔軟に対応して医学教育を再構築することで、近未来の変化にも対応できる医師が育つと考えられる。

はじめに

　近年のITの進歩、医学研究の進歩などにより、これからの医療は今まで以上に変化をし続けることが予測される。当然のことながら、医学教育も変化せざるを得ない。これまででも1、2年次の準備教育、基礎医学分野のうち基礎医学では、学問体系型カリキュラ

ムから統合型系統講義へと変化しており、医学の基礎となる人体の正常構造や正常機能をより統合的に学べるようになってきている。一方で準備教育では学問体系型カリキュラムのままなのが現状である。医学に必要な知識量が激増している現在、準備教育と基礎医学教育の連携、分かりやすい系統講義が必須であり、また臨床医学に基礎医学を組み込んだ系統教育も必須となるであろう。そのような状況を見据えて、現状の問題点を考え、現代の学問的変化に臨機応変な対応ができる医師を育てる理想的な医学教育とはどのようなものであるかを論じたい。

1. 準備教育、基礎医学教育の問題点

　現在の医学教育を考えると、医学研究が進んできたのに伴い、学生が学ばなければならない学習内容も急激に増えてきているという状況にある。また、医科大学における国際認証制度：世界医学教育連盟（WFME）グローバルスタンダードの実施などの影響もあり、医学部では準備教育にかける時間を短縮せざるを得ない。
　一方、近年の少子化、高校教育の変化などによって入学してくる学生の学力低下も問題となってきた。まず第一に、入学試験で物理、化学を選択した場合、特にゆとり教育世代の学生は中学校以来生物に触れていないことが多く、準備教育、基礎医学教育を円滑に行うための弊害となっていることが挙げられる。また、入学試験を記憶中心で乗り越えてきた学生の場合、生物選択で受験してきた学生でも大学で学ぶ内容についていける学力が無い場合がある。さらに医学部定員増加に伴い、これまで医学部に入学できなかった学生が入学してくるようになってきているのも、全体的な学力低下の要因と考えられる。これらのことにより、大学医学部では1、2年生での留年者、休学者、退学者が増加しているのが現状である。このような現状の中で、今後さらに学ぶことが増えていく医学教育は、根本的に教育方法を改変せざるを得なくなっている。では、どのように改革していくことがより良い医師を育てることに繋がるのであろうか。特に時間数が削られている準備教育と基礎医学教育の見直しと改変の必要性、そもそも1、2年生の時点でより良い医師を育成するとはどういうことかなどを考えていきたい。

2. 医学部における学習内容の変化

　近年の医学は著しい変化を遂げている。医療機器の進化はもちろんであるが、著しい医学研究の進歩によって、新薬開発のみならず、治療法、検査法なども飛躍的に進歩している。このような医学の進歩によって医学生は新たな医学知識を身につけることが必要となってきており、このことが医学部において学生時代に学ぶ学習量の急増を導いている。この著

しい医学の進歩を柔軟に取り入れて学習していくためには、基礎となる準備教育の中の特に細胞生物学を代表とする生物系教科、生体有機化学や生体無機化学などの医学部に必要な化学系教科、および基礎医学系教科すべてを身につけることが必要不可欠である。そのため、学力低下が問題になっている状況下でも、講義時間が短縮された中でこれらをすべて身につけられるように新しいプログラムを考えなくてはいけない時期に来ている。医学教育は今、基礎、準備教育においても講義の系統化などの大きな変革を必要としているのである。

1) 医学部における学力低下の原因を探る

　日本国内でも上位8％以内という優秀な学生が集まるはずの医学部で、なぜ学力低下問題が起こっているのであろうか。

　先にも述べた通り、第一の原因としては日本の少子化が進んでいるにもかかわらず、医学部は定員増になっていることが挙げられる。大学受験人口は20年前に比べて約6割に減っているにもかかわらず、日本全国の医学部募集人数は約1.2倍に増えている。そのため、今まで学力的に医学部に入学できなかった学生が入学してくるようになっており、必然的に勉強について行かれない学生の割合が増えることとなる。また、高校で生物に触れていない、もしくは私立進学校などで前倒し授業を行う関係上、中学生の時点で高校生物に触れたのちに大学生となるまで生物に触れずに来てしまう学生は、理系である医学部に入ってからの生物系講義の内容に、"新鮮味"ではなく"戸惑い"を感じ、勉強方法が分からずに右往左往している様子がうかがえる。さらに、中学、高校時代に生物という教科は"記憶する"教科であると認識して学習してきた学生にとっては、医学部での"考える、理解する"生物への変化について行かれず、その勉強方法が分からないことから成績が低迷する学生も散見される。このような状況下でも、入学してきた学生を日々変化していく医学について行かれるような人材へと育て上げるには、教員側も努力をしなければならない。

　そもそも、医学部はなぜ理系に属し、また入学試験に数学Ⅲまで課す大学がほとんどなのであろうか。筆者は、「医学部は理系ではあるものの、一見病気、身体の構造などを覚える文系的要素があると思われがちであるが、実はさまざまな病気の成り立ちを理解して、その症状に最適な治療法、薬剤を選択、治療をしていく力を身につけるには"理論的な考え方"が必要であり、それが身についているかを判断するには、理論的考え方で解答を導く数学が必要である」と考えている。このように考えると、20年前より学力的に劣る学生がいるとしても、入試を突破してきた学生にはある程度の"考える力の源"があると思われる。それを如何に活かすかは教員次第なのかもしれない。まずは教員が如何に学生を導いていくかを学ばないとより良い医師は育たないのではないだろうか。

2) 教員はどのような努力が必要か

　大学教員は小学校、中学校、高等学校の教員と違って大半は教育法を知らない研究者である。すなわち、教育に関することを学んできていない人がほとんどであり、自分の専門分野に突出していて、"教える"ことに対しては素人同然である。医学教育を専攻している教員以外は"教える"ことを目的として大学教員になったわけではないため、教育に対する問題点が出てきてもすぐに対処できない場合が多いのである。しかし、そのような状況でも学生を教える立場であり、教員であるからには、学生に如何によい教育を施すかを考えなければならないし、今後さらに変化していくであろう医学教育に対処できないといけない。大学側が如何によい教育をしたかと、どのような医師が育つかは比例している。研究者が良い研究をするには、固定概念を捨ててさまざまな研究結果をみつめ、それをあらゆる角度から解析していかないといけないのと同じで、医学教育も"医学教育はこうである"という固定概念を捨て、常に変化している医学教育に柔軟に対応し、受け入れながら現状に合わせた教育を行うことで、より変化に対応できる医師が育つと考えられる。そういう観点からみて、これからの医学教員はあらゆる分野の変化に対応できるように、日々最先端知識を吸収し、理解して、学生に噛み砕いた解りやすい講義をするように心がける必要がある。また、積極的に医学教育法を学び、現状に即した教育を行うように自身を改変していく努力が必要であろう。

3) 勉強法が分からない学生への対処はどうするか

　現代の医学の進歩について行かれない医師というのは、学力だけの問題ではないと考える。大学時代の成績は低迷していても、卒後医師になってから実力を発揮している学生は多い。このような学生には、自分自身で勉強する"勉強法"を身につけているという特徴がある。逆に、大学時代、教員から指定されたことをやり続けることで成績が上位であった学生が、"教えてもらう"立場から"自分で考える"立場へと変わっていった時にどうしたらよいか戸惑い、急激な医学の変化にもついて行かれなくなることがある。医師という職業は、臨床に出てからも生涯学び続ける職業であるため、仕事をしながら学び続ける、いわゆる生涯学習のやり方を学生時代に身につけることが重要である。したがって、医学部では1、2年生から常に"何の脈絡もなく覚えるのではなく、理解し、考えるような勉強法"を教える必要がある。我々教員は、学生自身が理解したことを学生同士で教えあうことができる、そんな勉強法を身につけられるように教育することが重要なのだ。もちろん、大学入学時にこのような勉強法がすでに身についている学生もいる。しかし、大学にもよるが、それはごく少数であるように思える。大半の、勉強法が身についていない学生に対して、"学び方"を1年生の早期から身につけさせることは有意義であろう。

　医学部での勉強法は、"ただ覚える"のではなく、"用語同士がどのように繋がって物語

を形成しているかを意識しながら理解する"ことである。また、1、2年次から教わる内容はそれ以降の臨床教科を理解するには必須であることから、各準備教科と基礎医学、臨床医学とのつながりを説明しながら系統的に教えることで、学生の興味を引くとともに理解へとつながっていくと考える。

"医学部での学び方"を教えるとは、すべての学習内容に対して系統樹を作るように関連付けながら学び、1を理解して10を知るような学習体制を身につけるように指導することだろう。

3. より良い医師を育てるのに必要な1、2年からの生命倫理教育

筆者は良い医師＝学力がある医師、とはいえないと考えている。先にも述べた通り、学生時代進級に苦労した学生でも、医師になった時にいわゆる"良い医師"として活躍している人を多く見かける。そう考えると、ただ学問だけを教え込んでいてもより良い医師は育たないのではないだろうか。そのような"良い医師"の学生時代の特徴はなんだろうか、と考えてみると、そのような医師には共通点があることに気付く。それは、クラブ活動などを通して人とのコミュニケーションが優れている、ということと元々学力はあるがクラブに熱中しているので勉強をしていない、だからスイッチが入ると素晴らしい底力を発揮する、ということである。要するに、学生時代にヒトとのコミュニケーションを学び、医師になるということを意識してスイッチが入った瞬間からしっかり勉強をするようになれば、さまざまな医学の進歩について行かれる医師になることができるのであろう。このような観点から、本学で補講を担当するようになった2013年より、成績下位学生に対して個別指導を行い、やる気スイッチを入れるということを試みている。その入れ方は学生によって変えるようにしているものの、"医師として働くことの意義""命を守ることの重大さ"をもう一度再認識させることが重要であり、また医学部に入学するだけで疲れ切っていたり安心していたりして勉強がおろそかになっている場合には、1、2年生の基礎教育が如何に必要か、如何に臨床と関連付いているかを例示しながら教えている。このような教員の努力の結果、やる気スイッチが入った学生は、それ以降の学力上昇が目覚ましい傾向にある。また、このような学生はクラブ活動などを通して人とのコミュニケーションが巧い場合が多く、結果として最先端の医学を学び続けられ、かつコミュニケーション能力がある素晴らしい医師になってくれると信じている。

良い医師を育てるのにどのような生命倫理教育が必要かはいまだ議論があるところであると考えるが、模擬患者などを導入している大学であれば、低学年から積極的に模擬患者と接する機会を設けるなどが有効だと考える。また、医療の現場を低学年から積極的に見せるカリキュラムを組む、公開講座などで一般の方から"良い医師像とはどんなものと考えているか"を直接聞く機会を与えたりすることも有効であろう。短い時間で多くのこ

とを学ぶには、学ぶ体制が早期にできていないと不可能となることから、"やる気スイッチを入れる倫理教育"が今後各大学で必須となっていくだろう。医学部に入学してくる学生は、医療現場に早い時期に触れ、命を守る職業であることを早期に認識することで自我が目覚め、能力を発揮するようになると考えられる。

4. 理想的な医師像とは何か、そして理想的な医師を育てる教育とは？

　これまでいろいろなことを述べてきたが、理想的な医師像、といっても、あまりに抽象的でありどんな医師像なのかピンとこないのが現実だろう。時と場合によって理想的な医師像は違ってくると考えられる。例えば、"患者の話をよく聞く"、"最先端医療を取り入れて日々尽力する"、"患者の状況を瞬時に理解し、即座に対応できる"などが理想的なのかもしれない。もちろんほかにもあるだろうし、これらをすべて持っていれば一番良いが、しかし、医師が地域医療に携わっているのか、都心の最先端医療現場にいるのかによっても理想的医師像は異なってくるのである。

　しかし、これだけはダメだ、というのは挙げられる。例えば、"自由な判断ができず、固定された概念からマニュアルのような判断しかできないことから、日々変わっていく医学の最先端知識についていくことができない" "患者とのコミュニケーション能力に欠けていることから、スムーズな会話が成立しない"などはダメな医師の代表ではないだろうか。いくら勉強ができても、このような医師の場合、患者の病状が変化しても気付かない、対応できない、もしくは対応に苦慮して最適な治療ができない、患者が離れていくなどの状況に陥ると考えられる。医学はマニュアル化されていてはだめなのだ。

　我々基礎医学者は、そういう状況を考えて、今の先端医学はどのように基礎医学と関連しているか、1年生の準備教育科目はどのように基礎医学教科と関連していてどこが必要なのか、などを理解し、より系統的に"理解を促す教育"、"医師としての倫理観が備わるような教育"を計画する必要があると考える。また、医学部教員は今後変化していくであろう最先端医学を常に学び続け、自分自身が良く理解し、その内容が自分の血となり肉となるまで理解し、分かりやすく学生に説明できるような"生涯学習"を常に続ける必要がある。そのような教員側の努力が、より良い医師を育てることに繋がるのではないだろうか。

Ⅳ章 3

e-learning と遠隔教育

岐阜大学大学院 連合創薬医療情報研究科　教授　丹羽 雅之

要　約

　e-learningと遠隔教育はもともと別の概念であったが、現在では機能的な結合が強く、別の概念ではなく一体的に捉えられている。この発展の基礎になったのは、インターネットの高速化・大容量化などのハードの発達と、教育プログラムというソフトの発達である。双方向性（教員⇔学生）と個別化（個々の学生の学習特性と成長段階に合わせて）に優れた教育プログラムは、人間教師を上回る教育技能を持ち、学校外教育が質的にも量的にも激変しつつある。特に、社会人が時代の変化に追い付くための生涯教育には、主力になることが期待される。

はじめに

　日本医学教育学会学会広報・情報基盤委員会が編集する医学医療用語辞典（改訂版）では「e-ラーニング」を以下のように定義している。『情報通信技術（information and communication technology, ICT）を活用し、インターネットやイントラネットのコンピュータネットワークを介して教育・学習を行うことの総称。e-ラーニングの"e"は、electronic（電子的な）の頭文字。1950年代に提唱されたCAI（computer-assisted instruction；コンピュータ支援学習）から発展し、1990年代にはCBT（computer-based training；コンピュータ ベーストレーニング）やWBT（web-based training；ウェブベーストレーニング）が考案され、それらを含め1990年代後半から「e-ラーニング」という呼称が多く用いられるようになった。ネットワーク環境に接続可能なコンピュータあるいはタブレットやスマートフォンなどのモバイルデバイスから場所や時間の制約をあまり受

けずに学習できる点、デジタルならではの音声や動画が利用できる点、学習者・教員間あるいは学習者同士の双方向コミュニケーションが可能である点などが特徴。（後略）』すなわち、インターネットを介した教育・学習を行えば、これすべて e-ラーニングとなり、極めて曖昧模糊なタームとも言える。

一方「遠隔教育」は『学校から自宅まで遠距離であり、通学が困難な離島・村落で生活している在学生、あるいは職業を持ちながらの学業でといったさまざまな事情に応じ、遠隔地から教育を受けるためのさまざまな便宜の提供を包含していうものである』とある（Wiki より）。

e-ラーニングと遠隔教育は同じものを指しているわけではないが、現実には遠隔教育という形態で行われる e-ラーニングが非常に多いのが現状であり、遠隔教育を e-ラーニングと読み替えてまったく問題はないとも言える[1]。なお、かなり以前から教科書、ノート、問題集などのアナログデータをコンピュータ上のファイルとしてデジタル化しただけのものも、e-ラーニングと称する場合もあり、この点に関しては議論が分かれている。

本章では、ICT による遠隔教育（e-ラーニング）の現状、未来の姿の予測、遠隔教育が教育にもたらす影響について述べる。

1. ICT による遠隔教育の現状

過去の遠隔教育は、郵便によるやり取り（通信教育）や、テレビ・ラジオ放送を用いた一方向教育（日本放送協会学園・放送大学学園）であり、近年ではテレビ会議システムなども遠隔教育に流用されている。伝統的に日本では一方向性の教育への応用が多く、利用も限定的であったがインターネットの発達で、双方向の教育が増加しつつある。

また、学習者を診断する能力を持つ教育アプリの導入で、学習者個人に合わせた個別教育も可能になった。さらに安価、時間と場所を選ばないメリットが功を奏し、一気に広がった。現時点でのインターネットを利用した教育への応用・教育ツールを手前味噌も含めていくつか紹介したい。

1）楽位置楽 The Tutorial

岐阜大学医学教育開発研究センター（MEDC）が 2001 年から全国の医学生を対象にした新たな医学教育方法として実施してきたのが「楽位置楽 The Tutorial」と名付けたインターネット PBL システムである[2]。インターネット PBL とは岐阜大学医学部等で実施されている従来からの対面型 PBL テュートーリアル教育[3]とは別の視点から開発・実践しているものであり、インターネットの利点を活用した、時と場所を選ばない、"いつでも"、"どこでも"、"誰も" が医学教育（医療系教育）に参加できる双方向性遠隔教育シス

テムである。当初はe-mail（メーリングリスト）を用いたが、2004年からはwebベースの掲示板システムに切り替えた。学部学生、大学院修士・博士課程、さらには英語版でも実践している。いずれも単位認定を伴ったカリキュラムの一環として実施している。

2015年度も岐阜大学1年生共通教育科目「医療と生命コース」（選択科目）として実施し、さらに全国4大学の参加を得て実施した[4]。参加学生を20人程度のクラスに分け[5]、医療、健康、生命にまつわるさまざまな話題を取り上げ、そこから引き出される疑問点、問題点をクラス内でon lineにて議論し、教員のアドバイスを受けながら、自主的に調査・学習し、議論を深める。単位取得基準は参加大学毎に異なるが、岐阜大学では発言数、最終レポート、コース期間中に設けた3回の対面授業への参加を総合的に判断している。

2) Moodle

e-ラーニングの実施に必要な学習教材の配信や成績などを統合して管理するオペレーションシステムをLMS（learning management system）とよい、学習者管理（登録、グループ分けなど）、教材管理（受講順序、公開時期など）、学習者の進捗管理（受講状況、ウェブ評価の成績など）、受講者間のコミュニケーション、eポートフォリオ（授業や教員の評価）などが実行できる。現在、各種のLMSは市販もされている。

LMSのひとつであるMoodleは（Modular Object-Oriented Dynamic Learning Environment、モジュラーなオブジェクト指向ダイナミック学習環境）教育用のソフトウエアプログラムであり、その優れた汎用性（オープンソースで無料公開、自由にカスタマイズ可能）のため世界中の教育・研修機関に普及しつつある。

本プログラムに含まれている機能要素は学習資料の掲載、テスト作成や実施、通知事項、議論の場、課題提出、アンケートなどであり、教員はこれを自分の教育の基盤として利用し、学習者に能動性を持たせたり、事務的な仕事の自動化を図ることができる。学外と学内の学習の連携が重要な反転学習を実施する場合には、大きな利用価値がある。

医学教育にMoodleを導入した国内例では東京医科大学の"E自主自学"が有名である[6]。Moodleを授業・実習をサポートする学習管理システム（LMS）としてうまく取り入れ、電子シラバス、eポートフォリオ（学習成果を蓄積・共有・評価するシステム、mahara™）、コンテンツ制作システム（ユーザーがe-ラーニングコンテンツを製作するシステム、Xerte™）との有機的な連携を図っている。

3) MOOCs

MOOCs（Massive Open Online Courses、大規模公開オンライン講座）は、大学などが提供するインターネット上の公開講座であり、世界のどこからでも、誰でも受講でき、講師に質問したり、学生間の議論も可能で、修了条件を満たした場合には修了証の取得も

できる。現在、世界の有名大学や一般社団法人である日本オープンオンライン教育推進協議会（JMOOC）が実施している。MOOCsはその規模の大きさから、今後の世界の高等教育に大きな影響を与えるはずである。

4）eポートフォリオ

　ポートフォリオとはもとは"紙はさみ""建築家の作品ファイル"との意味であり、教育で使われる場合は、学習者が学習した内容を「振り返って書いたり、調べて貼ったりして学習した証拠を集めたものである[7]。ミラーが提唱したミラーのピラミッドではピラミッドの上を評価すればするほどより真正性の高い評価となるとしたが、この"Does"を評価できる方法がポートフォリオであるとされる[8]。現在ポートフォリオは学習と評価が融合したツールとして用いられ、わが国の医学教育においても学部学生をはじめ大学院、研修生等にポートフォリオが活用され始めている。医学教育専門家試験にもポートフォリオが導入されている。この有用なポートフォリオをweb化する試みは当然の帰結であり、前述のmahara™もそのひとつである。

　岐阜大学MEDCでは以前から模擬患者参加型の「医療面接実習」において紙媒体でのポートフォリオを導入し、学生が実習体験を"振り返り"、教員がこれに対し"フィードバック"を行ってきた。このポートフォリオをベースにフィードバック機能を備えたeポートフォリオシステムを開発・実践した。これに伴い学生はいつでも、どこからでも振り返りを書き込むことができ、教員も場所的、時間的な制限なしに閲覧・記入・評価ができることとなった。岐阜大学ではこのプラットフォームを流用し、早期体験実習の一環としての「地域体験実習」にもeポートフォリオを導入している。

5）日本版MedEdPortalの構築

　MedEdPORTALとはAAMC（Association of American Medical Colleges）の学習リソース集であり、医学教育に関わる教材、素材、資料などを共有するサイトである。無料でID登録可能、すなわち誰もがこのコンテンツを共有できる。さらにコンテンツはPeer Reviewによる質保証がなされ、投稿者は業績として評価される。これらコンテンツをe-ラーニング素材として使用すれば著作権の問題も解消される。現在、日本医学教育学会学会広報・情報基盤委員会では日本版MedEdPORTALを構築すべく、上記のMoodleサーバならびにXerteサーバを立ち上げ、簡単にコンテンツの作成、コンテンツの配信ができるシステム作りを開始している。また同時にコミュニティも形成し、コンテンツ共有によりe-ラーニング学習を促進すべく取り組んでいる。

　e-ラーニング・カリキュラムの開発のカギは、①さまざまなコンテンツをつなぎ合わせて、教員がストーリーを作ることが重要、②各コンテンツは、再利用可能（reusable）

であり、共有することで教員の手間は減り、質は上がる、③共有を阻害する要因をなくすためには、What to teach > How to teach の考えにより、自ら作ること、さらに共有のインセンティブを確保することが重要である、と言われている[9]。相当な時間、コストをかけて作った素材・動画などのコンテンツが公開されているため、それらの利用は広がり、まさに日本版 MedEdPORTAL は e-ラーニング・カリキュラムの開発のカギとなるべき可能性が見え始めている。

6) SNS

SNS（Social Network System）も参加者と話題さえ目的に合わせれば、遠隔養育の機能を果たす。例えば Facebook は、互いに情報（静止画、動画、ウエブサイトを含む）を持ち寄って議論する場として極めて有効な機能を持っている。しかも無料である。これが世界を股にかけた一大教育の場として存在感を示しても、何の不思議でもない。

2. 近未来の姿の予測

大学の重点化政策など日本の大学を取り巻く環境は、特に地方大学においては、極めて深刻な問題となっている。一方、中央教育審議会生涯学習分科会では生涯学習を振興していく上で今後重視すべき観点として、①国民全体の人間力の向上、②生涯学習における新しい「公共」の視点の重視、③人の成長段階毎の政策の重点化、④国民一人ひとりの学習ニーズを生かした、広い視野に立った多様な学習の展開等、⑤ IT の活用を掲げている[10]。すなわち、少子高齢化がさらに加速する現状において、大学が果たす役割はおのずと変革を求められ、国民全体をターゲットにした、e-ラーニング・遠隔教育の充実が求められるようになることは間違いない。インターネットのさらなる高速化、コンピュータの記憶容量、演算速度の無限の向上はさらにこれを加速させると考えられる。これに伴い、大学における専門教育の一般化、受講者の経済的負担を軽減するための安価なシステム・教育ツールの開発が進むであろう。高解像、音もハイファイで臨場感が増し、教員があたかも横にいるかのようなライブ感、気配のようなものが醸し出されるようになると思われる。

一方、遠隔教育が発達すればするほど、実際に対面して行う教育との役割分担の明確化が求められるようになるであろう。このため実際に対面して行う教育が、その特徴を生かすために洗練化される、あるいは洗練化が求められることになろう。インターネットの最大のメリットである「学習する場所と時間の制限が無くなる」ため生涯学習が容易になる。これは中央から地理的に離れていることが、遠隔地に赴任する医師の情報収集上のハンデイの理由に成り難いことに繋がる。現在すでに、アメリカの専門医の免許の更新用の生涯学習は、遠隔教育で行われている。わが国でも今後、これが一般化することは確実

であろう。一例を挙げると、岐阜大学では研究倫理教育に WHO の生命倫理学教育機関として認定されている Collaborative Institutional Training Initiative（CITI）が供給する e-ラーニングプログラムを取り入れ、研究者（教員）、大学院生全員が CITI Japan e-learning プログラムによる研究倫理教育を受講し、これに合格した者でないと科研費の申請資格が与えられない。医師は日常の診療に使う電子カルテや、医療機器の中に遠隔教育の「Window」が組み込まれ、その時、その場所、そのきっかけでの豆学習が多くなる。このように e-ラーニング、遠隔教育は医学・医療教育にはなくてならない、切っても切れない重要なツールとなっていくと考えられる。

3. さらに未来の姿の予測

著者はかねがね、遠隔教育の究極な姿は、どらえもんの"どこでもドア"であり、またパーマンの"コピーロボット"だと考えている。遠隔教育はもともと広大な領土のオーストラリアで子どもたちの学習支援などで使われて来た。どこでもドアがあれば距離にとらわれることなく、どこにいても教育を受けることができる。ただこの場合は対面教育になることが想定され、時間の制限を伴う。そこでコピーロボットがあれば教育者が遠く離れた場所に出向かなくても、まったく自分と同じ能力を有すコピーロボットをどこでもドアを介して送り込むことができるので、時間の制約も受けないし、自分の負担も軽くなる。未来にはこのような状況を作り出せても不思議ではない。

BOX 「どこでもドア」、「コピーロボット」は夢物語？

技術的特異点（シンギュラリティー）[11] で有名なレイ・カーツワイルは 2030 年代に人間は脳をコンピュータに接続可能となり、メールや写真を直接脳に送信したり、試行や記憶のバックアップを行ったりできるようになるとも予想している[12]。興味深いことに、この接続により「人はもっとユーモラスで、魅力的に、そして愛情表現が豊かになる」らしい。もし人がネットを介してコンピュータに直接つながれば、人知は飛躍的に向上する。現にブレインコンピュータ（あるいはマシン）インターフェース（BCI/BMI）技術は先進的である[13]。この技術により、"テレキネシス（念動力）"、"念写"、"テレポーテーション（瞬間移動）"がある程度、語られている。

おわりに

　遠隔教育や e-ラーニングの近未来な進歩は、教育形態の双方向性の高度化、経済的負担減により、教育の大衆化を促進すると考えられる。一方、教育資源（費用、設備、場所、教員）の制限がなくなればカリキュラムの多様化が可能となる。教育が時空（時間と場所）を超えて行われるようになるだけでなく、質的な変化ももたらす。すなわち教育のイニシアチブが、教員から学習者本人に移る、つまり自分が自分を自分のペースで教育することが可能になる。

　さらには今までの概念の「学校」の変化も伴う。登校して学ぶ必要性が感じられない学習は、遠隔教育に置き換わり、おそらく、学校とは、実習や演習、面談の場所になる。遠隔教育では、学校における教員と学習者の古典的な関係が崩れ、おそらく「恩師」という感覚は消滅するのかもしれない。

■ 文献

1) 吉田文．高等教育における e ラーニング―現状と課題―，大学評価・学位研究第 2 号 135-147，2005 年．
2) Suzuki Y, Niwa M, e-PBL. Possibilities and Limitations, *J Med Edu* 2012; 16（1）: 1-8.
3) Niwa M, Saiki T, Fujisaki K, Suzuki Y, Evans P. The Effects of Problem-Based-Learning on the Academic Achievements of Medical Students in One Japanese Medical School, over a Twenty-Year Period. Health Professions Education, 2016.（in press）
4) 岐阜大学医学教育開発研究センター HP：https://www.medc.gifu-u.ac.jp/
5) Niwa M, Yoshida S, Takamizawa K, Nagaoka S, Kawakubo N, Takahashi Y, Suzuki Y. Facilitation of web-based internet PBL: What is an adequate group size? IeJSME 2014; 8（2）: 4-11.
6) 東京医科大学 e ラーニングポータル：http://cms.tokyo-med.ac.jp/
7) 丹羽雅之．e ポートフォリオシステムの構築と実践．日本の医学教育の挑戦, 篠原出版社, 東京，2012 年．
8) 吉田一郎．世界の医学教育の流れはポートフォリオ評価の時代へ．週刊医学界新聞，第 2530 号（2003.4.7）
9) 大西弘高．医学教育で使える e ラーニングの考え方と実際．第 47 回 日本医学教育学会大会シンポジウム 13，2015 年 7 月 25 日．
10) 中央教育審議会生涯学習分科会．今後の生涯学習の振興方策について（審議経過の報告）（2004）http://www.mext.go.jp/b_menu/shingi/chukyo/chukyo2/toushin/04032901.htm
11) レイ・カーツワイル．シンギュラリティは近い―人類が生命を超越するとき．NHK 出版
12) http://www.huffingtonpost.jp/2015/10/16/ray-kurzweil_n_8310564.html
13) 川人光男、佐倉統．ブレイン・マシン・インタフェース BMI 倫理 4 原則の提案．現代化学 2010; No.471, 21-25.

Ⅳ章 4 遠隔地医療を担う人材を育てる医学教育

沖縄県立宮古病院 副院長　本永英治

要 約

　離島のような遠隔地に於ける医療は、都会に於ける医療と大きく異なり、医師に求められる能力は同じではない。過去にはジャングルメディスンの魂が必要であった。「セイフティを高める能力」と「レジリエンス能力」は、都会以上に求められるかもしれない。交通やインターネットの様な通信網の発達は、遠隔地医療の姿を大きく変えたが、遠隔地医療を担う医師を育て上げるのは、やはり容易ではない。永年離島医療に携わった著者の経験では、遠隔地医師には医学一般のほかに、文化人類学、自由な科学的能力（論理思考、自由研究、論文執筆）、社会科学的視野と教養、国際的視野、語学、ITリテラシーなど全人的な幅の広さを身につけさせたい。

1. 遠隔地医療を担う人材を育てる医学教育－遠隔地の医療で求められる能力

1）診断能力

　遠隔地（離島・僻地）の医師に求められることでもっとも重要なのは正しい診断ができるか否かである。診断が正しいと治療の道筋、つまり方向性が生まれることになる。臨床では正しい診断のためにすべきことの第一歩が、診察室での患者とのコミュニケーションである。このコミュニケーション能力は言語のあり方にかかっている。医師は患者の主訴などの症状に対する患者自身の"やまい"に対する考えを引き出し、それを医学という専門分野の用語に変換整理し、そして医師として患者へ理解可能な言葉を用いて説明すると

いう過程を経て、患者－医師関係の距離を縮まらせていかねば患者との信頼による診療契約は構築できない。プロフェッショナリズムを実現する第一歩が信頼ある患者－医師関係の構築であり、その構築により個々の患者との間の無書面の診療契約が結ばれる。患者中心の医療の実現は、患者や地域の住民に敬意を持って接しコミュニケーションすることから始まる。患者だけではなく、同じ職場で働く多くの職種の方たちにも同様な信頼関係の構築が必要になる。

　患者の自己症状に対する患者自身の"やまい"の考えの背景には、患者自身の人生の体験や経験が含まれることがしばしばである。患者自身の背景にある地域の文化や風習、方言など言語、家族関係、教育歴、地域の歩んだ歴史、経済力、職業歴などを理解していくことが良質な信頼性のある患者－医師関係の構築に繋がる。簡単なようだが時間のかかる地道な活動で、時間も必要で"一夜にして成らず"である。医師にはこのように文化人類学的な素養が求められ、そのことは強いてはプロフェッショナリズムという高い医師としての自己実現の形成に繋がり得る。文化人類学的素養を備え、患者に敬意を持って接する態度が患者の訴えを万遍なく引き出す第一歩にも繋がっている。

　患者の訴えを引き出すことが病歴をとることになり、その中から重要な症状を抽象化（言語化）し、医学情報（Medical Term）に置き換えること、その作業こそ重要で必須になる。医学情報に変換された言語を組み合わせることで、鑑別診断を行っていくのが通常の方法だからである。それだけでも診断できる疾患はあるが、病歴や主訴などの症状に限定された情報は主観的要素が多いので、他の医学的情報を加えることで病歴や主訴などから得られた情報をより確固とした客観的なものとし診断への精巧さを増していく必要性がある。他の医学的情報には身体所見、検査所見、文献検索などがあり、身体所見や検査所見には感度や特異度、文献には信頼性と妥当性が関連し良質な情報の選別も図られている。

　病歴の言語化の次は診察所見の言語化である。診察所見を抽象化（言語化）し医学情報（Medical Term）に置き換えることが重要になる。これは意外と難しい。心雑音ひとつとっても医師個人の主観的要素が入っていて信頼性が問われるからである。筆者が推奨するベットサイドの簡易徒手筋力検査法も重力と抵抗という抽象化された概念の理解が難しく、信頼性のある所見が取れるようになるまで相当の臨床訓練を要する。それでも診察所見を正しく取れることで診断の精巧さを増していくことが理解できる。

　診察所見を正しくとるための補助的役割として、医療機器の使用や検査からの情報も入る。例は、眼底鏡、耳鏡、超音波検査、それに遠隔地の診療所においてはレントゲン検査などである。現在筆者の勤務する宮古病院においては、妊婦胎児奇形などの異常の有無が、ITを利用し電子カルテを共有化する産婦人科専門医の遠隔指示による超音波検査にて可能となっており、実用化に向けて取り組んでいる。このように遠隔地で医療機器の使用により得られた情報は専門医を介して指示操作や解釈も可能となりつつある。このことはSkypeなどを通して患者のコミュニケーションの場である遠隔地の診察室と専門医の

デスクと結べば、病歴や主訴、身体所見などのアドバイスが貰え、遠隔地にいてもまるで専門医の診察を受けているよう状況にも成り得る。この場合、専門医とはプライマリ・ケアにおける卓越した総合診療専門医の姿が頭に浮かぶ。総合診療専門医は、文化人類学的素養を持ち、患者－医師関係においてもヒューマン的アドバイスを指示し、患者の病歴や主訴を適切な医学用語に置き換える能力を備えている。身体所見では感度や特異度を理解し、文献検索でもITを通し、多くのEBMに支持された信頼性の高い文献を短時間で探し出す能力を兼ね備えている。語学力、特に英語文献を読解する能力は求められる。

このような卓越した総合診療専門医の教育指導で、僻地・離島などの遠隔地で働く医師も総合診療専門医と同等の医師レベルへと育っていく。問題は、その卓越した総合診療医の存在と遠隔地医療におけるスタッフとしての確保となる。確保できれば今後の僻地・離島などの遠隔地で働く医師をサポートし、そのことで遠隔地の住民は第一線における良質な医療のサービスを受けられる。質の高い総合診療医の育成が今後の遠隔地医療の成否にもかかっていると言っても過言ではない。

2) ジャングルメディスン魂、過去も現在も未来も

筆者が医学生2年生の頃に、小さな小舟に乗って沖縄県の小離島である久高島に行った。住民健診をするとのことだったが、その際に沖縄県立中部病院の宮城征四郎先生の指導があり、宮城先生から「ジャングルメディスン（jungle medicine）」という言葉が飛び出した。聴診器と打鍵器以外の医療診察道具はないので、"自分の五感で診察できる能力を身につけろ"という意味だった。文明の恩恵も受けないジャングルの未開地で患者医学的情報を、五感を十分に使い研ぎ澄まして得てみろ、ということだ。その時はあまり問題視しなかったが脳裏に焼き付いた言葉だった。

あれから40年近く歳月が流れ、いまだに身体所見をとることも十分身につけたとは言い難く、患者とのコミュニケーションの場でも患者に対する感情の陰性転移、逆転移なども起こる。学生や研修医教育ひとつとっても、一人ひとりが異なる文化や考えを持つことで対応もさまざまであり、研修医対応に手を焼くこともしばしば。宮城先生の云う「五感」も大事だが、それ以外の「感」も大事だと痛感している。

場の空気を読む「感」、相手に共感する「感」・・・などもそのひとつ。

医療の現場では「感」以外にも重要な能力も求められる。未来を予測する「能力」、継続する、そして忍耐する「能力」、ヒューマンエラーが起こることを前提として、どうやって被害を最小化するという「セイフティを高める能力」、困難な状況にもかかわらずしなやかに対応し生き延びていく「レジリエンス能力」・・など。

この「セイフティを高める能力」と「レジリエンス能力」は危機管理する現場対応能力として医療の現場では不可欠で高い知識に裏づけされている。EBMに裏づけされた沢山のジャーナルや文献を読んでも身につくものではない。自ら得た情報をいったん自分の頭

の中で解体・分解し、そして抽象化し繋ぎあわせ情報を再構築しないと真の意味での自分自身の知識にならない。情報再構築のための思考・思索により大脳新皮質の情報体系に緊張関係が築かれ論理的体系となった時に、情報に質的変化つまり相転移が起きる。情報体系の構築に相転移が起きたとき、それが自分自身の知識であり学問と成り得る。

　人間の頭の特徴は、大脳新皮質と呼ばれる部分が発達したところにある。言語はそこに宿っている。大脳を大別すれば、新皮質と辺縁系に分けられる。辺縁系は動物が人類にまで進化する以前の古皮質と旧皮質との総称であり、知は大脳新皮質に在り、情は辺縁系にある。新皮質人と辺縁系人との区別は、新皮質人が言語を論理の手段とするのに、辺縁系人は言語を自衛や攻撃の手段とすることだ。大脳辺縁系の捉える世界は、知覚的・具体的なものであるから、いわゆる目先の世界で範囲が狭く、これに反して、大脳新皮質の捉えることのできる世界は、抽象の世界を含むために無限に広くなる。抽象は、人間の大脳新皮質の機能の高さの特徴だ。人間の脳では情報を結合してネットワークを構成し、それを精緻な構造に仕立て再構築することができ、これが情報の相転移となる[1]。

　相転移の起こった情報は「知」として位置づけられる。この「知」＝「ナレッジ（knowledge）」は現場対応能力の基本としても必要になる。現場対応能力としてのレジリエンスを高めて行くには「知」＝「ナレッジ（knowledge）」が必要であり、その知を使い未来に起こる出来事を予測し行動することがセイフティネットを高め、安全な医療の提供が可能に成ると筆者は考える。

　未来の遠隔医療にたずさわる人工知能を備えた医師ロボットが登場する時には、期待が多い。ロボットは、ヒューマン的な部分が弱点となるが、利点がある。感情に左右されないという利点だ。権威的態度、嫉妬、羨望、妄想、我欲、陰口をたたく、などは人工知能ロボットには無い。常に冷静で多くの情報を持ち、五感に変わる方法で患者の情報を収集し、患者の診断・治療に関わることも可能だ。ただし、収集し得られた情報を分解し再び再構築をし、ロボット自身の知識の相転移が起こり得るかどうか・・・。また主体性、思いやり、自省、強い意志、勇気、創造的野心を持つことができるかどうか・・・。多種多様な患者の医療情報を収集し再構築し、論理回路を作り適切な診断・治療が可能になるヒューマン的な人工知能の登場に期待している。

2. 医学教育をデザインするために

1）遠隔地医療を担う人材を育てる医学教育－医学教育をデザインするために

　過去40年弱、情報手段と交通手段の飛躍的発達で激変した離島医療を生で体験した筆者が、医師に必要な能力を過去、現在について考え、未来を見据え、医師に本質的に重要な能力を付与するための教育を提言する。

【離島医師に求められる能力―過去】インターネットが発達していない時代

● 過去医師に求められる能力

1) 医学部入学までに幅広い基礎教養を習得する

　①文化人類学、②自由な科学的論理思考形成、③自由研究などができるようになること、④論文がかけること、⑤社会科学的視野と教養、⑥国際的視野、⑦語学、特に英語は英検1級レベルにまであげておく。

2) 異文化の理解

　ここでいう異文化の理解とは、人間一人ひとりが異なる環境や文化を背景に育ってきていて、そうして各人の世界観、人生観を築き今日に至っているということを理解することである。そうして各人のものの考え方の違いは、各々の異なる環境や育った時代から影響を受けているために、物事に対する価値基準もそれぞれが異なる。人間同士を理解していくためにはこのことが不可欠で、相手の考え方を尊重していく態度や姿勢が必須である。自分自身の価値観の押し付けではなく、相手に敬意を持って接することが異文化を理解する基本的な態度であり、多くの患者と接する医師にもっとも求められる人間的な部分である。それが一人ひとりの患者とのラポール形成していくことに繋がり、この時に幅広い教養がお互いの共感を呼びこむための武器となり、人間的な関係を築くことに役立つだろうと考えられる。明らかに文化が異なることを体験するのはまさに外国に旅行した時であり、異国で出遭う異文化との衝突により自己アイデンティティを確立していく絶好の機会であるため、医学部に入学するまでに、長期滞在の外国旅行や留学体験などは積極的に行い、日ごろから高い意識を持って多くの知識や教養、さらに語学（英語など）を根気強く忍耐強く学習しておくことも不可欠であると考えている。

3) 基礎医学をしっかりと身につける

　特に解剖学、分子生物学、免疫などの基礎医学には十分な理解をするための時間を確保が不可欠と考える。

4) 上記の1)〜3)の教養や確固とした基礎医学の知識を基に臨床医学を実践的に学ぶべき

　自ら考えたテーマに主体的に取り込めるよう何にでも興味を持ち、自分自身の力で文献を探し、それを最終的に自分自身の頭の中でまとめていく知的作業を何度もこなし、特に身体所見の取り方は100％達成できるように現場での臨床教育の充実に期待する。

> **BOX　筆者の振り返り**
>
> 　実は恥ずかしいことだが、1）〜 2）までのことは医学部 4 年生のときに気付き医学部卒業時には何とかできるようになったが、特に 1）〜 2）のことが医学部入学までにできていたらもっともっと楽しい医学部時代や研修時代が過ごせたかもしれないと時々思うことがある。
>
> 　1）〜 4）までのことができれば、臨床研修を積み重ねることで問題解決能力は自ずから身につくはずで、遠隔医療の代表である離島医療でも特に困ることはないと考えている。

【離島医師に求められる能力－現在】

『現在』とは IT 環境が整い、電子カルテも整っている医療環境で、特にネット環境では現在スマートフォンやタブレット端末などのモバイル機器の登場でこれまでのテレビ会議システムよりも簡便な Skype を通したテレビ電話が気軽に可能のなってきている環境を示す。

● 現在医師に求められる能力

1）医学部入学までに幅広い基礎教養を習得する ⇒ 前項と同じ
2）異文化の理解 ⇒ 前項と同じ
3）基礎医学をしっかりと身につける ⇒ 前項と同じ
4）IT を使いこなす能力、スマートフォンやタブレット端末などのモバイル機器を使いこなし、簡便な Skype を通したテレビ電話ができるように機器を整備しておくことが必要である。患者の診察や所見で困ったことがあるといつでも相談できる専門医ネットワークや総合診療専門医ネットワークを構築しておくことも必要である。IT 機器を使い困ったときの文献検索がいつでもできるように訓練し、特に主要な英文ジャーナルは読めるようにし、語学力も必要になる。診察室における患者－医師関係のよるコミュニケーションは遠隔にいても Skype の前でテレビ電話を繋げることでも信頼ある患者－医師関係が構築できる可能性がある。Skype による診察では神経筋所見、皮膚所見などはすぐに分かる。眼科、耳鼻科、聴診、腹部超音波、心臓超音波などの検査のときには課題が残るが、今後医療検査機器などによる臨床への実用的利用の仕方が向上し発展していくことが期待できる。

　まとめると、①IT 機器の使用能力、②IT 機器を利用して海外文献を含む医学ジャーナルを読み、自分の頭で再構成する能力、③世界を含む各専門医や総合診療専門医とのネットワークを構築する能力（人間性やコミュニケーション能力も重要）、④病歴や身体所見

を正確にプレゼンテーション能力、ということになる。

【離島医師に求められる能力－未来】

『未来』とは、人工知能を有するロボットが大量に生産され、医療や福祉の面で活躍している社会、遠隔地に住もうが都会に住もうがクラウドに一元化された個人情報保護に関わるセキュリティ面も保証された患者の個人情報がITを通していつでも取り出せるシステムが完成した高度分化された情報化社会、その情報をいつでも利用でき、多くの臨床場面で医療の援助ができる人工知能を有するロボットが登場する社会、また患者もスマートフォンやタブレット端末などのモバイル機器を使い簡便なSkypeを通したテレビ電話で社会に存在する専門医や総合診療医などと契約・面談し、自宅にいながらもあたかも診察室で診療を受けているかの如く、患者－医師関係による良好な信頼関係も構築でき、健康の相談や診察による診断・治療が可能となる、そういうソーシャルホスピタルと呼ばれる社会を示す。

● 未来医師に求められる能力

多種多様な患者の医療情報を収集し、再構築し、論理回路を作り、適切な診断・治療が可能になるヒューマン的な人工知能を有するロボットの登場により、医師の診療援助は客観的な情報に支えられ、診断、治療に関わる判断などはサポートされることが予想される。

しかし人工知能を有するロボットに困難と思われる臨床上のことがある。いくつかあるが、ひとつは救急医療の場面だ。心筋梗塞の患者が遠隔地にある診療所を受診したとする。心電図でST上昇がみられ、人工知能ロボットは急性心筋梗塞と診断する。次の手は医療処置のできる心臓専門病院へ搬送だが、この判断も人工知能ロボットは可能か？ ところがこの患者が急変し、心肺停止になったとする。急いで蘇生しないといけないし、呼吸管理も必要になる。心肺停止の原因は何かとか探っている時間が無いほど一刻を争う。何を優先して行うか、現場での咄嗟の決断も重要な行動になる。この状況に追い込まれた時に人工知能ロボットは対応できるのか？ そんな疑問が残る。

もうひとつ、筆者の経験を話すと、それは遠隔地医療の中でも離島医療の場合に特徴的なことだが、離島医療を困難にしている原因に自然・気象条件がある。筆者は伊是名島診療所勤務時代に毎朝、自然気象を気にしていた。毎日海がしける状態を見て、今日は船が出るか出ないか、天気予報を聞いて今日はヘリが飛ぶか飛ばないか、を案じていた。天気さえ良ければ、どんな重症でも親元病院まで搬送し命をつなぐことができる、と考えていた。ヘリも飛ばない、そして海も大しけで船も出ない場合はいよいよ自分自身の医師としての技術や決断が求められるのだと覚悟して勤務していた。例えば、台風のような天候が悪い時に気胸の患者がきたらどうしよう、盲腸炎で患者がヘリ搬送できずそのまま腹膜炎になり状態が悪化していくとどうなるだろう・・・などなど最悪の状態も考えていた。こ

れこそが離島医療のハンディなのだ。人工知能ロボットに離島医療を任せるには大きな負担が生じる。住民のいのちを守るというには程遠いという感じがする。遠隔地、特に離島医療にたずさわる医師に求められるのは、救急時の決断力と気象条件の悪い時に命の危険を予想し、それに対抗する医療技術（外科的処置）を有することかもしれない。このことが遠隔地医療、特に離島医療に課せられた課題であり、住民の健康を守るにはが人工知能を有するロボットにも問われてくることだと考えている。

■ 文献

1) 三石巖．21世紀への遺書－頭脳と情報－．立風書房．1994 Oct：87-114．

Ⅳ章 5

医師の役割の歴史

西谷医院 院長　西谷昌也

要　約

　医師は人類の歴史の中で古い職業のひとつと言われるが、職業は需要のある所に存在するものなので、需要が無くなれば、医師という職業も未来永劫普遍と言う訳ではない。

　医療は、類人猿の時からすでに持っていたであろう薬草などの知識を受け継ぎ、原始社会では身近な人物が手を当てたり、さすったり、傷を舐めたりすることから始まった。村社会が形成されたころ、祈祷中心の医療者が出現する。村社会が国家になる過程で、医療は政治・宗教と強く結びつく。黄河文明にはなぜか、外科系の医学者があまり見られない。ハンムラビ法典の外科医の医療過誤に対する罰則が厳しく、それが近代に至るまで外科医の身分があまり高くなかったことに繋がっているのかもしれない。国家の発展、巨大化には強い宗教体系が必要で、医学も教義に沿ったものとなり、科学的・客観的な進歩が阻害されたが、やがてルネサンス以降、徐々に宗教的医学から科学的医学に移行し、診断学は飛躍的に向上した。これにより医師は患者より優位な存在になり、医療を患者本人ではなく医師が決めるパターナリズムが一般的となった。現在、インターネットの急速な発展により、医学・医療は医師だけの専有ではなくなり、パターナリズムは崩壊しつつある。

はじめに

　医療はそれぞれの時代にそれぞれの地域で独立的に、自然発生した。まず、自分で自分の疾患の治療をする時代が有り、そして身の回りの人にそれを依頼する時代となり、器用

な人たちが依頼を受ける毎に成長し、技術の集積となり、やがて医療の専門職として確立していった。その医療は、まったくの手探りから始まったはずであり、効果があればそれは蓄積されていった。宗教と関連し祈りに依存する時代もあったが、科学と結びついた流れの人々が主流となった。お産を手伝う産婆は、どこの地どこの文化にもいたはずであるが、今日の産婦人科の源流にならなかった。負傷した海賊の手足を船底で切断して敗血症を防いでいた人々も、今日の外科医にならなかった。傘の骨を修理していた人々の系統は、現在の歯科医に繋がったが、西洋医師には繋がらなかった。我々が言う現在の西洋医師は、薬屋（⇒内科医）、散髪屋（⇒外科医）、メガネ屋（⇒眼科医）の子孫である。

医師の身分は古今東西一定せず、下級職扱いされた例もある。ドクターとして扱われたのは比較的新しく、また今現在、すべての国で医師が高収入を得ている訳ではない。

医師が取り扱う医療の内容は、歴史的に急性期疾患から始まり、近代になると慢性疾患も扱うようになり、現代では予防医学に重点が置かれている。治す源も、ほぼ自然治癒力に期待する時代があり、やがて医学の進歩と共に医師の介入で治す度合いを高めていった。

本章では、この不思議っぽい医師、医療、医学を走馬灯の如く閲覧する。

1. 原始社会

人類が最初に行った病気を治そうとする行為は、霊長類の医療行為を観察することで想像できる。例えば、タンザニアのマハレ山塊国立公園に住む野生チンパンジーは、体調が悪い時に、普段は食べない草を食べる。これはダニや、腸内寄生虫の駆除に役立っており、「生薬物食」（pharmacophagy）と言われ、薬効成分を含む植物を、栄養補給以外の目的で摂取している。人類も同様の行為をしていたはずである。

2. 古代社会

村社会が形成されると、集団のなかから、特に癒し能力の高い専門家が現れる。トランス状態などを用い診断、予測を行うシャーマンや、薬草、脱血などを用いるメディシンマンが医療の役割を担うことになり、尊敬を受け、宗教者も兼ねるようになる場合があった。これは、病気の原因が怨霊や悪魔の仕業によるものと信じられたためとも考えられる。そして宗教と医療を組織的に合体させた場合には、その権威を受け継がせ、次第に大きな力を握るものが現れることもあった。

1）エジプト文明

　エジプト文明では、有名な天文学や建築学などと共に、医学も体系立てられていた。このエジプト社会では、医学的知識は医師の守護神であるトト神から与えられたとされ、病気は神々の意志で決定されると考えられていた。
　驚くべきことに、当時すでに、骨折などの外科手術、薬草の知識も体系立てられ、ケシ、マンダラゲによる麻酔も行われていた。

2）メソポタミア文明

　有名なハンムラビ法典には、医療過誤の罰則も記載されており、外科医が手術に失敗すれば手を切り落とされるなど、現代よりはるかに厳しいものだったようだ。生け贄にした動物の肝臓を調べることで病気の診断を行っていたようだ。

3）インダス文明

　古代インド半島では、独自の宇宙感に基づく医療が体系化され、「アーユルヴェーダ」へと集成されていく。合理的な外科手術も発達した。「アルマ」と呼ばれる術では、ツボとして押さえると癒やされるポイントだけではなく、致命傷を負うポイントも示している。

4）黄河文明

　古代中国でも独自の医学、いわゆる東洋医学が体系付けられていった。中国医学の始祖は神農と黄帝である。特に「黄帝内経」には、食餌療法や薬物療法、鍼灸に関する記述が見られる。しかし、他の古代文明と比較し、外科学に関する記載が少ない。

BOX　人はなぜ病気になるのか？

　四大文明のころから、病気の原因を探る試みが有った。興味深いことに疾病理論はかなり共通している。病気の原因は、生命を構成する要素のアンバランスだとされた。ギリシャでは、人間は血液、粘液、黄胆汁、黒胆汁と体液からなるとされ、この体液説を唱えたガレノスの医学が、西洋では1800年代まで支配することになった。

5) ギリシャ時代

紀元前460年、医聖と呼ばれるヒポクラテスがギリシャのコス島に生まれた。彼の功績のひとつは、医学を迷信や呪術から切り離し、科学的な観察医学へと発展させたことだ。肺疾患や心疾患で認めるばち状指の記載があり、そのため現代医学では、ばち状指をヒポクラテス爪とも呼ぶ。また、糖尿病の語源になった甘い尿も彼が発見している。

ヒポクラテスの業績で重要なのは、医師に高い倫理観を求めたことであり、現代でも「ヒポクラテスの誓い」として残されている。

6) アラビア医学

現在の中近東地域は、かつて世界のもっとも先進地域であり、医療も発達していたはずである。しかしながらアルコールを医療に使うことがアラビア医学の最大産物とされるだけで、その他、名が残る形で現在の医学に与えた影響は乏しい。

3. 中世時代 （ガレノスとヨーロッパ中世時代）

四大文明で農業が発展し、穀物の蓄財により、格差社会が生まれたが、その後、メソポタミアで発明されたとされる硬貨はクレオパトラの額面貨幣となり、現在の貨幣制度へと繋がった。国家は巨大となったが、国をまとめるためには、宗教システムが必要となった。

ヨーロッパではキリスト教が絶対真理となったため、医学体系も、教義に沿ったものが必要となった。ヒポクラテスの死後、多くの派閥が生まれた医学体系をまとめたのが、ガレノスである。古代ギリシャの四元素説（世界は水、火、空気、土から構成されている）、ヒポクラテスの四体液説（血液、黄胆汁、黒胆汁、粘液）を踏襲し、生命はプネウマ（生気）によって支配されていると唱えた。

ガレノスの医学体系はエウドクソスからプトレマイオスの天動説（地球が宇宙の中心であるという絶対真理）と同様、ヨーロッパの医学の発展を長期に渡って阻害することとなる。

ガレノス医学はアラビア医学にも影響を与えたが、中国医学の陰陽五行説や、気と経穴経絡にも共通する所が見られる。

4. 科学時代 （ルネサンス以降）

　西洋ではルネサンスを経て、1761年アウエンブルッガーの打診法、1816年ラエンネックの聴診器の発明などで合理的な診断法があった。医療に部分的なりとも合理的なものが組み入れられる頃になって、医師という専門職が認知され、社会的地位が高くなる傾向が定着し出した。

　1800年代になり、ようやく化学や生物学の力を借りた科学で病気を捉えるようになった。

　1842年クラークのエーテル麻酔、1865年リスターの消毒法の発見などにより外科手術が急速に発展し、それは、床屋外科医、金創医と呼ばれ身分が内科医より低いと見なされていた外科医を、現在の"カリスマ"や"ゴッドハンド"と呼ばれる外科医へと継っていった。

　その後も画期的な診断機器や治療方法の発明が相次ぎ、医師が治せる病気を増やしていった。特に近年の血液検査や画像診断装置は医療を根本的に変えていった。そして病気の原因として微生物感染、遺伝子異常、環境、生活習慣などが解明されていった。特に20世紀の医学は、感染症発見の歴史でもあった。

5. 日本

　戦国時代の医僧と呼ばれるのは、書物を読む能力が有った僧侶が片手間に読んだ医書で得た医療知識を利用する人達であった。

　江戸時代の日本では、漢方医と蘭方医が併存した時期が有った。幕府に務める医師は「奥医師（オクイシ）」、「御番医師（ゴバンイシ）」、「寄合医師（ヨリアイイシ）」、「御目見医師（オメミエイシ）」などにわけられていたが、町医者にははっきりとした身分保障がなく、例えば華岡青洲の医塾（春林軒）で修行をし、青州から華岡流免許皆伝をいただく、家元制のようなものであった。なお1804年華岡青洲が乳がんの切除術に用いた通仙散は、麻酔薬の世界的な先駆けとなった。

　幕末の大坂適塾は、緒方洪庵によって開かれ西洋医師養成の学校的な存在であった。

　明治になってからは、漢方医は廃止され（一代限りの継続は許された）、西洋医学を学び、医籍登録をなされた者だけが医師としての生業を許された。当初、医師の資格修得が、医術開業試験合格（野口英世は、これに該当）か、医学校の卒業が条件であった。医学校の場合、卒業後の申請だけで完了したが、卒業後に受ける国家試験も必要と法律で制定されたのは、アメリカによる日本占領軍のGHQの命令を受けた昭和21年からである。

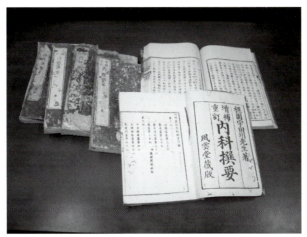
大坂適塾で使われた内科の医学書

> **BOX　日本の医師**
>
> | 北里 柴三郎 | 大村 益次郎 |
> |---|---|
> | 1853年〜1931年。医師、医学博士。抗毒素（抗体）の発見で世界的に知られている細菌学者。第一回ノーベル賞は、北里ではなくボスにあたるベーリングが受賞した。慶應義塾大学医学部、北里研究所、日本医師会などの創立にあたった。 | 1824年〜1869年。医師、蘭学者、兵学者。日本陸軍の創始者と見なす人が多い。大坂の適塾など各地で医学や蘭学を学び、村医となったが、西洋へ門戸を開いた時代の流れは大村の有能さを必要としたため故郷を離れて兵学を教え、兵部大輔に就いた。 |

　日本の医療が現在の形態に近くなったのは、昭和36年の国民皆保険制度の導入以降である。これにより多くの人々が近代的な医療を受けられる体制ができた。特に、優秀な高校生が医学部を目指すようになった昭和30年代以降、医者を行いつつ医科学の研究をする優秀な人材に恵まれ、生物学、薬学、材料工学、電子工学などの周辺科学を取り込んだ医科学の進歩に裏づけられ、近代医療は劇的に進歩していった。

6. インターネット時代

　医師が患者に対してあらゆる面で優位で、ある意味、密室的とも批判されがちな医療が

長く続いた。有史以来、医師は医療の独占者に近い状態で頂点に立ち続けていたが、インターネット、特にSNS（ソーシャルネットワークシステム）の登場により、患者が医療知識や医療事情へアクセスするのが容易となり、伝統的な体制は一気に瓦解的な変化に直面しており、医師によるパターナリズムは崩壊され、医療に新しい秩序が求められている。

■ 資料

[1] 日本の医学部の起源

現在日本には81の医学部（国立43、公立8、私立30）があるが、その起源はさまざまである。

旧帝大の医学部
東京大学、京都大学、大阪大学、名古屋大学、東北大学、九州大学、北海道大学

旧官立医科大学（第2次世界大戦以前に設立された単科の医科大学が起源）新潟大学、千葉大学、金沢大学、岡山大学、長崎大学、熊本大学

旧官立医学専門学校（医科歯科大学以外は、第2次世界大戦中の医専が起源）東京医科歯科大学（旧東京医学歯学専門学校）、弘前大学、群馬大学、信州大学、岐阜大学、三重大学、鳥取大学、神戸大学、広島大学、山口大学、徳島大学、鹿児島大学、札幌医科大学、福島県立医科大学、京都府立医科大学、奈良県立医科大学、和歌山県立医科大学、横浜市立大学、名古屋市立大学、大阪市立大学

旧私立医大／医学専門学校（第2次世界大戦以前に設立された医学校が起源）
慶応義塾大学、慈恵会医科大学、順天堂大学、昭和大学、東京女子医科大学、東京医科大、日本大学、日本医科大学、東邦大学、関西医科大学、大阪医科大学、岩手医科大学、久留米大学

いわゆる**新設医大**（昭和40年代中期から50年代初期にかけての10年間、医師不足を補うため少なくとも1県1医大以上の設置、無医大県の解消を目標とした）
筑波大学、旭川医科大学、秋田大学、山形大学、山梨大学、富山大学、福井大学、浜松医科大学、滋賀医科大学、島根大学、高知大学、愛媛大学、香川大学、佐賀大学、大分大学、宮崎大学、琉球大学、聖マリアンナ医科大学、獨協医科大学、帝京医科大学、埼玉医科大学、東海大学、北里大学、杏林大学、愛知医科大学、藤田保健衛生大学、金沢医科大学、近畿大学、兵庫医科大学、川崎医科大学、福岡大学、自治医科大学、産業医科大学、防衛医科大学校

最近の新設医学部
　東北医科薬科大学
設立予定の医学部
　国際医療福祉大学

[2] 医籍登録

　医師として日本国内で医業を行うためには、免許申請を行い、厚生労働省で管理する有資格者の籍簿に登録されることが必要とされている。国家試験に合格しても、登録前に医業に従事した場合、行政処分の対象となる。

　ニセ医師防止のため、厚生労働省はインターネット上で、この名簿の検索システムを公開している。

　　検索：医師等資格確認検索システム

[3] 医師の国際免許

　医師の免許は原則的に発行国内有効であり、国際免許の実態は無い。日本の医師免許で医業ができるのは、日本の法律がおよぶ範囲だけである。もし外国で医業をする場合には、当該国での免許を取得するか、または限定的な特別許可をもらう必要がある。

　アメリカの場合、州政府が発行しているので、自分が医業をしたい州で免許を取得する必要がある。英連邦内またはEUでは、構成する各国が発行の医師免許が域内で通用するので、その意味では部分的な国際免許ともいえる。

　現在、日本の各医学部は、自学の教育が国際基準に達しているか否か、国際認証を受けつつあるが、これは遠い将来に医師免許を国際的に統一する下地になる可能性がある。

　　検索：医学教育認証

V章

終章

編集をおえるにあたって

　もともと人類は地球上で、ローカルに生き、ローカルに影響を与えて生きて来ました。ところが航海術や通信技術の発明で個人の活動範囲を地球規模に広げ、さらに文字や画像、記録媒体の発明／発展で、個人の影響は後世の人々にもおよぶようになりました。

　今、膨大な量の電子情報が、任意に、瞬時に世界中を駆け巡り、しかも誰でも発信者／受信者になれる時代が到来しました。そして人工知能が人間の能力を超え、今まで当たり前と思っていた人間の存在の基盤を揺るがしかねない状況も重なって到来しているのです。自分が乗っかっている巨大な岩盤がそのまま崩れ落ちることなど、誰も想像できませんが、類似のことは過去に現実に起こったことですし、今後も起こり得ます。高学歴者／高度に特化した者こそ、社会構造が短期間に変わってしまう過酷な変化から取り残され、無用の長物になってしまう現実の悪夢に苦しめられてきました。

　現在、花形職業の医師に関しても、現在のままでは、歴史の流れの中に埋もれてしまう例外ではありません。しかしながら危機感は、一向に高まりません。不思議なことです。現在、日本では優秀な医学生が、医師国家試験の合格を目指して多大な青春のエネルギーを消費しています。自分の頭脳を現在の医師用頭脳に特化させる作業の真っ最中です。しかしこの試験に合格に必要な能力のキモの部分は、近未来、人工知能に置き換わってしまいます。そして医療は、病院限定ではなくなります。医師主導でもなくなります。現在の医学生は、過酷にも、現在型の訓練を受けて未来型の医療の世界で生きるのです。

　医学教育者は、「医学教育で何が基軸になるのか」を考えつつ教育をしていますが、地球の磁場のS極とN極が入れ替わるような変化が予想されているのですから、基軸も根本的に考え直す必要があります。しかし、その対策は初動していません。ひょっとして、どうして良いのか想像すらできず、たじろいでいるのかもしれません。

　医師を目指している受験生に至っては、医学部合格で子どもの時からの夢実現と思った瞬間に、自分が入ったのは失業予備軍の群れであった、など想像できるはずがありません。

　本書の編集の過程で、私と同じ団塊の世代の医師の話を聞く機会が、多々ありました。大抵は「良い時代に医者ができた。幸せだ」が感想です。昭和30〜40年代、医学部入試は激烈になりましたが、新米の医師でも丁寧に取り扱ってもらえ、高収入、十分な裁量権があり、めざましい医学の進歩に自尊心をくすぐられ・・・。要するに、たくさん医学知識を覚えて、患者ができないような判断能力を身につければ、医療の専門家として君臨できた時代なのです。一生が安泰だったのです。

　幸いにも本書には、医療や医学の世界で活躍する多方面の著者から寄稿があり、今までの医療や医師の変遷を俯瞰し、かなり実質的な情報の集積となりました。そして近未来医

療として「患者が病院に閉じ込められない医療」、「遠隔を感じさせない遠隔医療」、「人工知能に制御される医療技術」、「多職種チームで行う地域医療」などを予測しました。そして医学教育については、「医師に求められる新しい能力」、「リーダーシップ、コミュニケーション能力」、「科学リテラシー」、「未来の医師を現在どう育てるのか？」、「変化への適応能力に重点を置く教育」を提言しました。本書が今後、あらたな時代のあらたな医師の役割を模索するきっかけになることを期待してやみません。

平成 28 年 9 月　大阪にて　高橋優三

編著者略歴

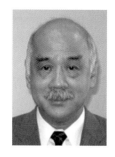

たかはし　ゆうぞう。医師、医学博士。昭和 23 年長野県小諸市生まれ。桃山学院高等学校、奈良県立医科大学を卒業。米国カリフォルニア大学リバーサイド校ポストドクトラル・フェロー、アメリカジョンズホプキンス大学医学部皮膚科客員教授、アメリカウイスコンシン医科大学客員教授、奈良県立医科大学助教授などを経て、岐阜大学医学部教授（寄生虫学講座、平成 4 年〜平成 24 年）、全国共同利用拠点医学教育開発研究センター長（初代、平成 13 年〜平成 17 年）に就任。岐阜大学大学院　人間医工学研究開発センター教授兼任（五感コミュニケーション部門、平成 22 年〜平成 24 年）。

現在、岐阜大学名誉教授、兵庫医科大学客員教授。

索　引

【数字】

12誘導心電図 ……………………… 77
3Dプリンタ ……………………… 76
6階層思考モデル ………………… 155

英　文

【A】

AAMC (Association of American Medical Colleges) ……………………… 186
ABC (Activity Based Coding) ………… 118
ADSL ……………………………… 99
AI ⇒ 人工知能 ………………… 67
AI研究 ………………………… 152
AR (Augmented Reality) …………… 81

【B】

Balintグループ ………………… 109
BCP ⇒ 事業継続計画 ………… 52
BookLooper ……………………… 82

【C】

CAD (Computer-aided detection/diagnosis) ……………………… 62
CAI (Computer-assisted instruction) ……………………………… 183
CBT (computer-based training) ……… 183
CITI (Collaborative Institutional Training Initiative) ………………… 188
clinical indicator ……………… 111
competency for population health …… 113
CPD (continuing professional development) ……………………… 108
Critic-Selector ………………… 154
Curative medicine ……………… 104

【D】

decision-making error …………… 63
DMAT ……………………………… 75
DPC (Diagnosis Procedure Combination/ Per-Diem Payment System) ……… 118
DQ (Developmental Quotient) ……… 91
Drucker …………………………… 150

【E】

EBM (Evidence Based Medicine) …… 89
empathy ………………………… 161
eOSCE …………………………… 79
EQ (Emotional Intelligence Quotient) ……………………………… 125
e-skin …………………………… 14
E自主自学 ……………………… 185
e-ポートフォリオ ……………… 185
eラーニング ……………… 69・183

【F】

false negative …………………… 63
FDA ⇔ アメリカ食品医薬品局 …… 64
Five star doctor ………………… 106

【G】

Generic skill …………………… 103
grid ……………………………… 161

【H】

Healthcare delivery science ……… 111
HITECH法 (Health Information Technology for Economic and Clinical Health Act) ……………………………… 88
human side of medicine ⇔ 医療の人間的側面 ……………………… 114
Humanitude ⇔ ユマニチュード …… 157

【I】

ICT (Information and Communication Technology) ……… 50・117・165・183
ICU POINTALK …………………… 72
Industry 4.0 …………………… 51

IoT（Internet of Things） ······ 3・58・118
iPad 利用事例 ·································· 69
IPE（Interprofessional Education） ····· 124
IP-VPN 回線 ································ 100
IPW: Interprofessional work ···· 107・124
IT 化 ·· 164

【J】
JINS MEME ··································· 74
jungle medicine ···················· 190・192

【L】
LMS（learning management system）
 ·· 78・185
Lone Physician ⇔ 孤高の医師 ········ 105

【M】
M2M（Machine to Machine） ·········· 118
MD-PhD コース ···························· 159
MedEdPORTAL ···························· 186
Minsky 149
MOOCs（Massive Open Online Courses）
 ·· 78・185
moodle ······································· 78
Moodle（Modular Object-Oriented Dynamic Learning Environment） ·········· 185

【N】
NDB ⇔ 情報データベース ·············· 118
NICU（Neonatal Intensive Care Unit）
 ··· 91

【O】
OSCE（Objective Structural Clinical Examination） ⇔ 客観的臨床技能試験
 ····································· 79・134
OsiriX ·· 76

【P】
PBL（Problem Based Learning） ··· 159・166
PBL テュートリアル ····················· 171
Pharmacophagy ⇔ 生薬物食 ········ 199

PHR（personal health record） ········ 4
PMS（Post Marketing Surveillance） ···· 89

【R】
RCT（Randomized Controlled Test） ··· 89
Real World Evidence ···················· 90
recognition error ························· 63
Red Flag Sign ···························· 134

【S】
search error ······························· 63
Server Based Computing ·············· 56
Shannon-Hartley ························ 120
Skype ······································ 195
smart ECG ································· 77
SNS（Social Network System） ········· 187
Social Hospital ···························· 3
social network ·························· 109
Steth IO ···································· 77
System Gifu ······························· 49

【T】
TBL（Team Based Learning） ····· 159・166
Telemedicine ···························· 104
The Emotion Machine ················· 150
Thin Client ································· 56
Transformative Learning ············· 108
Transprofessional education（TPE） ···· 107

【V】
VAS（Visual Analog Scale） ············· 71

【W】
Watson ⇔ ワトソン ············ 61・174
WBT（web-based training） ··········· 183
Web カルテ ························· 49・57
Weka ······································· 91
WFME ⇔ 世界医学教育連盟 ············· 177

和文

【あ】
アーユルヴェーダ ･･････････････････ 200
アウエンブルッカーの打診法 ････････ 202
アドヒアランス ･･････････････････････ 29
アメリカ食品医薬品局 ⇔ FDA ･･････ 64
アラート ･････････････････････････････ 78
アラビア ････････････････････････････ 201
アルマ ･･････････････････････････････ 200

【い】
医学教育 ･･･････ 24・53・111・122・193
医学者教育 ･･････････････････････････ 23
医学部の起源 ･･････････････････････ 204
医師育成 ･･･････････････････････････ 53
意識 ････････････････････････････････ 149
意識変容学習 ･･････････････････････ 108
医師と患者の関係 ⇔ 患者−医師関係 ･･ 34
医師の高齢化 ･･････････････････････ 109
医師免許 ････････････････････････････ 24
医術開業試験 ･･････････････････････ 202
医僧 ････････････････････････････････ 202
異端 ･････････････････････････････････ 45
異文化の理解 ･･････････････････････ 194
医用画像 ⇔ 画像診断 ･････････････ 62
医用画像撮像装置 ･･･････････････････ 62
医療機器システム ･････････････････ 149
医療圏 ･･････････････････････････････ 118
医療コミュニティ ･･････････････････ 60
医療資源の非対称性 ･････････････････ 21
医療情報システム ･･･････････････････ 49
医療情報のハブ ･････････････････････ 17
医療データベース ･･･････････････････ 87
医療の人間的側面 ⇔ human side of medicine ････････････････････････ 114
医療費 ･･････････････････････････････ 40
医療ビッグデータ ･････････････････ 149
インターネット ･････････････････････ 51
インターネット公開エリア ･････････ 54
インダス ･･･････････････････････････ 200
インプリマ ･････････････････････････ 155

【う】
ウエアラブル ･････････････････････ 9・27
ウエアラブル機器 ⇔ ウエアラブル、ウエアラブル生体情報センサ ･････････････ 35
ウエアラブル生体情報センサ ･･･････ 4
ウェブベーストレーニング ･････････ 183

【え】
エジプト ･･･････････････････････････ 200
愛媛大学 ･･･････････････････････････ 159
エリア別ネットワーク ･･･････････････ 53
遠隔医療 ⇔ 遠隔診断 ･･････････ 16・30
遠隔医療 ⇔ 遠隔診療 ･･･････････････ 58
遠隔教育 ⇔ eラーニング ･････ 39・184
遠隔コミュニケーション ･････････････ 75
遠隔診療 ⇔ 遠隔医療 ･･･････････････ 58
遠隔地医療 ･････････････････････ 95・193

【お】
オーダエントリシステム ･･･････････ 118
大村益次郎 ･････････････････････････ 203
緒方洪庵 ･･･････････････････････････ 202
沖縄県 ･･･････････････････････････････ 96
奥医師 ･････････････････････････････ 202
御目見医師 ･････････････････････････ 202
親元病院 ⇒ 基幹病院 ･･･････････････ 96
音声通話アプリ ･････････････････････ 79

【か】
介入コミュニケーション ･･･････････ 157
外部接続 ････････････････････････････ 53
科学的論理思考形成 ･･･････････････ 194
かかりつけ医 ･･･････････････････ 17・60
学習コミュニティ ･････････････････ 108
学習分析 ････････････････････････････ 81
学力低下 ･･･････････････････････････ 178
画像検査 ･････････････････････････････ 9
画像診断 ････････････････････････････ 62
仮想デスクトップ ･･････････････ 54・56
画像認識 ････････････････････････････ 62
家庭医 ･･････････････････････････････ 113
家庭医療 ････････････････････････････ 41

紙カルテ …………………………… 49
カルテ ……………………………… 11
ガレノス …………………………… 201
眼科医 ……………………………… 199
考える力の源 ……………………… 179
患者−医師関係 ⇔ 医師と患者の関係 … 191
感情 ………………………………… 149
鑑別疾患 …………………………… 135
鑑別診断システム ………………… 149

【き】

機械学習技術 ……………………… 6
基幹病院 …………………………… 17
基礎医学 …………………………… 177
基礎統合実習 ……………… 159・171
北里研究所 ………………………… 203
北里柴三郎 ………………………… 203
岐阜大学病院 ⇒ System Gifu ……… 49
基本的知識 ………………………… 117
基本的スキル ……………………… 117
客観的臨床能力試験 ⇔ OSCE ……… 79
キャリアサイクル ………………… 109
キャリアの変更 …………………… 23
救急医 ……………………………… 41
共感 ………………………………… 149
共感的理解 ………………… 138・157
共感とコミュニケーション ……… 132
共通電子カルテ …………………… 67
京都岡本記念病院 ………………… 17
教養 ………………………………… 38
ギリシャ …………………………… 201

【く】

クラークのエーテル麻酔 ………… 202
クラウド化 ………………………… 67
クラウド・サービス ……………… 57
クリティカル・シンキング ……… 171
クリニカル・クラークシップ型実習 … 160
クリニカルフロー ………………… 59
グループダイナミクス …………… 174
グローバルスタンダード ………… 177

【け】

慶応義塾大学 ……………………… 36
慶応義塾大学医学部 ……………… 203
傾聴 ………………………………… 138
警報 ………………………………… 28
外科医 ……………………… 41・199
血液検査 …………………………… 8
決断 ………………………………… 33
血糖測定 …………………………… 78
血糖値 ……………………………… 15
研究医養成コース ………………… 159
研究室配属 ………………………… 173
検出支援型 ………………………… 62
検出支援型CAD …………………… 64

【こ】

コアカリキュラム ………………… 24
黄河 ………………………………… 200
公開用サーバ ……………………… 58
硬直的な能力 ……………………… 44
コーチング ………………………… 162
黄帝内経 …………………………… 200
神戸大学 …………………………… 76
国際化 ……………………………… 162
国際的視野 ………………………… 194
国際認証制度 ……………………… 177
国際免許 …………………………… 205
国民皆保険制度 …………………… 203
国立がんセンター (National Cancer Institute) …………………………… 65
孤高の医師 ⇔ Lone Physician ……… 105
個人情報保護 ……………………… 89
御番医師 …………………………… 202
個別化 ……………………………… 118
個別化医療 ………………………… 167
コミュニケーション … 72・132・149・190
コミュニケーション能力 ……… 149・177
コンピテンシー …………………… 135
コンピュータ支援 ………………… 62
コンピュータ支援学習 …………… 183
コンピュータベーストレーニング (CBT：computer-based training) ………… 183

コンピュータ・リテラシー	164	賞味期限	23
コンプライアンス	29	昭和大学医学部	161
		生薬物食	199
【さ】		省力化読影法	63
災害時バックアップ ⇒ BCP	52	職業人育成教育	24
サイボーグ人間	161	職能集団	43
産業革命 ⇔ Industry 4.0	4・19・51	シンギュラリティー	188
三現	167	シングル・サインオン ⇔ ポータル画面	56
サンプリング定理	119	人工知能（AI）	5・19・111・122・149
		人工知能搭載の医療機器	5
【し】		新生児特定集中治療室	91
事業継続計画 ⇒ BCP	52	深層学習 ⇔ ディープラーニング	67
自己	149	身体診察	7
自己管理	125	診断アドバイス	91
自己認識	125	診断群分類別包括支払い	118
至誠一貫	161	診断支援型	62
自動診断	63	診断支援型CAD ⇒ 画像診断	65
失業	42	診断補助ツール	91
シナリオ分析	147	診断用コンピュータ	175
シミュレーション	69	心理状態	11
シミュレーション医学教育	160	診療看護師	105
シミュレーション教育	80	診療情報	49
シャーマン	199	診療情報のリアルタイム共有	49
社会科学的視野	194		
社会認識	126	**【す】**	
ジャングルメディスン	190・192	スーツケースワード	150
自由研究	194	ステートマシン	121
柔軟性	23	スマートフォン	69・183
柔軟性のある能力	44	スマホ	10
主治医	29		
準備教育	177	**【せ】**	
春林軒	202	精神科医	42
生涯教育	39・182	生体センサ	5
常識	149	生体センサ技術	8
状態管理支援システム	59	セイフティを高める能力	192
情動知能	125	生命倫理教育	181
情動領域	138	西洋医学	12
情報革命 ⇒ Industry 4.0	117	生理機能検査	9
情報通信技術 ⇔ ICT	3・50・117・183	世界医学教育連盟 ⇔ WFME	177
情報システム	95	世界最先端IT国家創造宣言	165
情報データベース ⇔ NDB	118	セカンドオピニオン	35
情報リテラシー	117・165	セキュリティ・ポリシー	52

セキュリティ対策	75	チームワーク	162
セルフラーニング	83	中継エリア	54
センサ	51	超音波エコー	77
センサネットワーク技術	3	調剤業務	16
センセーショナルバイアス	120	聴診器	77
全知全能	13		
専門職連携	124	**【つ】**	
専門職連携実践 ⇔ IPW	107	通信モデル	151
		通仙散	202

【そ】

早期診断	74	**【て】**	
臓器モデル	76	ディープラーニング ⇔ 深層学習	5・67
総合診療医	113	データウエアハウス	85
ソーシャルホスピタル	3	データ収集	73
ソースデータエリア	55	データマイニング	6・119
		テーラーメード	44

【た】

大規模実験	118	適塾	39・203
代行入力機能	53	デジタルネイティブ	122
大腸コロノグラフィ ⇒ 画像診断	64	電子お薬手帳	73
態度領域	138	電子カルテ	13・49・99・111・118
タイムスタンプ	56	電子カルテサーバ	50
対面診察	31・118	電子証明書 ⇔ 利用者認証 ⇔ 認証局	56
多職種カンファレンス	147	電子書籍	81
多職種連携	60	電子シラバス	185
ダッシュボード機能	59	電子問診票	71
ダビンチ	32		
タブレット	183	**【と】**	
タブレット端末	69	東京医科大学	185
タブレット媒体	71	統計	117
騙し絵	32	統計のうそ	121
単純ミス	164	東洋医学	12
		ドクターワトソン	174
【ち】		トト神	200
地域医療	29・41・112		
地域医療連携システム ⇒ 診療情報のリアル		**【な】**	
タイム共有	49・52	ナース・プラクティショナー (NP)	105
地域医療連携用サービス	57	内科医	199
地域全体をケアする能力	113	ナチュラルインテリジェンス	156
チーム医療	28・49・123	ナラティブ	136
チーム基盤型学習 ⇒ TBL	166		
チームコーチング	162	**【に】**	
		二次利用エリア	54

日常生活 ･･････････････････････ 4
日本医師会 ････････････････････ 203
乳がん ⇒ 画像診断 ･･････････ 64
入試 ････････････････････････ 37
人間の脳 ････････････････････ 32
人間関係の管理 ････････････････ 126
認証局 ⇔電子証明書 ⇔ 利用者認証 ･･･ 56

【ね】
ネクスト・ソサイエティ ･･････････････ 165
ネットワーク医療 ････････････････ 49

【の】
ノジュール ･････････････････････ 64

【は】
肺がん検診 ⇒ 画像診断 ･･････････ 65
バイタルサイン ･････････････ 7・27・83
ハイブリッド ･････････････････ 62
ハイブリッド医療 ･･･････････････ 67
パソコン通信 ･････････････････ 95
パターナリズム ･･････････････ 198
パターン認識 ･･････････････ 67・174
華岡青洲 ･･････････････････ 202
パラメーター ･････････････････ 12
判断 ････････････････････････ 33
ハンムラビ法典 ･･････････････ 198

【ひ】
非接触型 ･････････････････････ 7
ビッグデータ ･･･････････ 12・49・85・111
ビッグデータ解析 ････････････････ 119
人を癒す ･････････････････････ 164
批評家 - 選択家 ････････････････ 154
ヒポクラテス ･････････････････ 201
ヒューマンエラー ･･･････････････ 192
病院機能 ･････････････････････ 4
兵庫医大 ･････････････････････ 159
病診連携 ⇒ 地域医療連携システム ･･･ 17・31

【ふ】
フォロワー ･･････････････････ 123

服薬管理 ････････････････････ 16
服薬指導 ⇔ 服薬管理 ･･･････････ 27
藤田保健衛生大学 ･･････････････ 159
プライベート・クラウド ･･････････ 49・52
プライマリ・ケア ･･･････ 104・105・111
プラットフォーム ････････････････ 135
振り返り ⇔ リフレクション ･･･････ 157
プロセス・マネジメント ･･･････････ 59
プロフェッショナリズム ･･･････ 161・191
文化人類学 ･･･････････････････ 194
文脈 ･････････････････････････ 135

【へ】
僻地医療 ････････････････････ 111
ヘルスケアシステム ･････････ 103・104

【ほ】
ポータル画面 ･････････････････ 56
訪問看護師 ･･････････････････ 105
保険診療 ････････････････････ 52
ホストコンピュータ ････････････ 13

【ま】
マイニング ･････････････････････ 7
マシンインテリジェンス ･･････････ 156
マネジメント ････････････････ 130
マルチモーダル ･･････････････ 151
マンモグラフィーCAD ⇒ 乳がん ･･･ 64

【み】
見落とし ････････････････････ 166
見守り医療 ･･････････････････ 60
見守りエージェント ･･･････････････ 4
宮古諸島 ････････････････････ 96
宮古病院 ････････････････････ 99
未来医師 ･･･････････････････ 196

【む】
ムーアの法則 ････････････････ 174

【め】
メソポタミア ･････････････････ 200

索 引 217

メディカル・プロフェッショナリズム ‥‥ 161
メンタリングシステム ‥‥‥‥‥‥‥ 157

【も】
模擬患者 ⇒ 模擬診察 ‥‥‥‥‥‥ 162
模擬診察 ⇒ 模擬患者 ‥‥‥‥‥‥ 162
モバイルデバイス ‥‥‥‥‥‥‥‥ 183
問診 ‥‥‥‥‥‥‥‥‥‥‥‥‥‥‥ 6
問診票 ‥‥‥‥‥‥‥‥‥‥‥‥‥‥ 71
問題基盤型学習 ⇒ PBL ‥‥‥‥‥ 166

【や】
八重山諸島 ‥‥‥‥‥‥‥‥‥‥‥ 96

【ゆ】
ユマニチュード ⇔ Humanitude ‥‥‥ 156

【よ】
予後予測 ‥‥‥‥‥‥‥‥‥‥‥‥ 12
予測モデル ‥‥‥‥‥‥‥‥‥‥‥ 91
寄合医師 ‥‥‥‥‥‥‥‥‥‥‥‥ 202

【ら】
ラエンネックの聴診器 ‥‥‥‥‥‥ 202
楽位置楽 The Tutorial ‥‥‥‥‥‥ 184

【り】
リアルワールドデータ ‥‥‥‥‥‥ 89
リーダーシップ ‥‥‥‥‥ 42・111・123
理解 ‥‥‥‥‥‥‥‥‥‥‥‥‥‥ 149
リサーチネットワーク ‥‥‥‥‥‥ 111
リスク指標開発 ‥‥‥‥‥‥‥‥‥ 74
リスターの消毒法 ‥‥‥‥‥‥‥‥ 202
リテラシー ‥‥‥‥‥‥‥‥‥‥‥ 164
離島医師 ‥‥‥‥‥‥‥‥‥‥‥‥ 195
離島診療所 ‥‥‥‥‥‥‥‥‥‥‥ 95
リフレクション ⇔ 振り返り ‥‥‥ 157
リフレクション ‥‥‥‥‥‥‥‥‥ 147
利用者認証 ⇔ 電子証明書 ⇔ 認証局 ‥ 56
臨床／疫学統計データ ‥‥‥‥‥‥ 111
臨床研究 ‥‥‥‥‥‥‥‥‥‥ 53・92
臨床推論プロセス ‥‥‥‥‥‥‥‥ 133

【れ】
歴史 ‥‥‥‥‥‥‥‥‥‥‥‥‥‥ 198
レジリエンス能力 ‥‥‥‥‥‥‥‥ 192
連携用サーバ ‥‥‥‥‥‥‥‥‥‥ 58

【ろ】
ロボット ‥‥‥‥‥‥‥‥‥ 133・135

【わ】
ワーキングプア ‥‥‥‥‥‥‥ 40・42
ワトソン ⇒ Watson ‥‥‥‥‥ 67・174

著者一覧

編著者	高橋優三	岐阜大学名誉教授　兵庫医科大学客員教授
著　者	淺田義和	自治医科大学 情報センター講師
	岡田弥生	東邦大学医学部 教育開発室
	紀ノ定保臣	岐阜大学大学院教授 医学部附属病院 医療情報部部長
	黒田知宏	京都大学 教授／医学部附属病院 医療情報企画部長
	小林美亜	千葉大学医学部附属病院 病院長企画室 特命病院教授
	在間　梓	神戸大学医学部附属病院 総合臨床教育センター助教
	竹林洋一	静岡大学大学院 総合科学技術研究科 教授
	徳増裕宣	大原記念倉敷中央医療機構 臨床研究支援センター コンサルテーション部
	中島　昭	藤田保健衛生大学医学部 生理化学 教授
	西谷昌也	西谷医院 院長
	丹羽雅之	岐阜大学大学院 連合創薬医療情報研究科 教授
	尾藤誠司	東京医療センター教育研修部
	藤田広志	岐阜大学大学院医学系研究科 知能イメージ情報分野教授
	藤沼康樹	医療福祉生協連家庭医療学開発センター長、千葉大学専門職連携教育研究センター特任講師
	本永英治	沖縄県立宮古病院　副院長
	吉村　学	宮崎大学医学部地域医療・総合診療医学講座 教授
	（五十音順）	
推薦者	藤崎和彦	岐阜大学 医学系研究科 医学教育学 教授、医学教育共同利用拠点岐阜大学医学教育開発研究センター長
	鈴木敬一郎	兵庫医科大学　副学長（学部教育・内部質保証担当）医学教育センター長
	首藤太一	大阪市立大学大学院研究科 綜合医学教育学教授／医学部附属病院 スキルスシミュレーションセンター長
	（執筆順）	

人工知能時代の
医療と医学教育

定価（本体 2,800 円 + 税）

2016 年 9 月 24 日　第 1 版　第 1 刷発行 ©
編 著 者　　　　　高橋　優三
発 行 者　　　　　藤原　大
印 刷 所　　　　　ベクトル印刷株式会社
レイアウト・デザイン　株式会社パピルス
表紙イラスト（構想）　黒田　知宏
表紙イラスト　　　　野林　賢太郎

発 行 所　　　　　株式会社 篠原出版新社
〒113-0034　東京都文京区湯島 2-4-9 MD ビル
電話（03）3816-5311（代表）　（03）3816-8356（営業）　郵便振替　00160-2-185375
E-mail：info@shinoharashinsha.co.jp

乱丁・落丁の際はお取り替えいたします。
本書の全部または一部を無断で複写複製（コピー）することは、著作権・出版権の侵害になることがありますのでご注意ください。
ISBN978-4-88412-392-5　Printed in Japan